W0258395

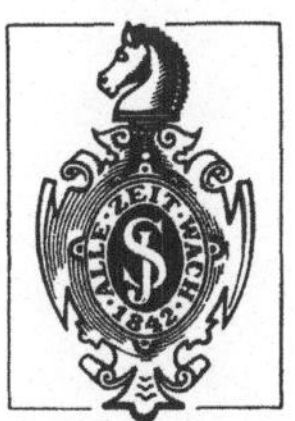

H. Gerngroß   H. P. Becker

BIOFIX

Resorbierbare Implantate
für die Knochen- und Gelenkchirurgie

– Entwicklungsstand, Klinik, Zukunft –

Mit 31 Abbildungen

Springer-Verlag
Berlin Heidelberg New York
London Paris Tokyo
Hong Kong Barcelona
Budapest

Professor Dr. med. Heinz Gerngroß
Leitender Arzt der Chirurgischen Abteilung

Dr. med. Horst Peter Becker
Oberarzt der Chirurgischen Abteilung

Bundeswehrkrankenhaus
89070 Ulm

ISBN-13:978-3-540-57665-5   e-ISBN-13:978-3-642-78797-3

DOI: 10.1007/978-3-642-78797-3

Die Deutsche Bibliothek – CIP-Einheitsaufnahme
Biofix: resorbierbare Implantate für die Knochen- und Gelenkchirurgie ; Entwicklungszustand,
Klinik, Zukunft / H. Gerngroß ; H. P. Becker (Hrsg.). - Berlin ; Heidelberg ; New York ;
London ; Paris ; Tokyo ; Hong Kong ; Barcelona ; Budapest : Springer, 1994
ISBN-13:978-3-540-57665-5
NE: Gerngroß, Heinz [Hrsg.)

Die Wiedergabe von Gebrauchsnamen, Handelsnamen, Warenbezeichnungen usw. in diesem
Werk berechtigt auch ohne besondere Kennzeichnung nicht zu der Annahme, daß solche
Namen im Sinn der Warenzeichen- und Markenschutzgesetzgebung als frei zu betrachten
wären und daher von jedermann benutzt werden dürften.

Produkthaftung: Für Angaben über Dosierungsanweisungen und Applikationsformen kann
vom Verlag keine Gewähr übernommen werden. Derartige Angaben müssen vom jeweiligen
Anwender im Einzelfall anhand anderer Literaturstellen auf ihre Richtigkeit überprüft werden.

Satz: RTS, Wiesenbach
24/3130-5 4 3 2 1 0 – Gedruckt auf säurefreiem Papier

Vorwort

Osteosynthesen sind für die moderne Unfallchirurgie und Orthopädie eine unabdingbare Grundvoraussetzung. Die Qualität der Osteosynthese konnte über viele Jahre durch die Einführung verträglicher Metallimplantate, entsprechender Spezialausführungen und einer ausgefeilten Ausbildungs- und Operationstechnik stetig gesteigert werden. Dennoch ist bei nahezu jeder Osteosynthese eine Reoperation im Sinne einer Metallentfernung erforderlich. Dies führte konsequenterweise beim Chirurgen zu der Überlegung, ob nicht durch resorbierbare Osteosynthesematerialien dieser Zweiteingriff zu verhindern sei. Daneben treten unter der rigiden Metallstabilisation des Knochens auch unerwünschte Atrophieerscheinungen auf, auch über Metallallergien wird in Einzelfällen berichtet.

Seit der Entwicklung resorbierbarer Polymere wurden auch vielfältige Versuche unternommen, daraus entsprechend haltbare Osteosynthesematerialien herzustellen. Aus den späten 60er Jahren wurden insbesondere Resorptionseigenschaften und Verträglichkeit im Tierversuch getestet.

Anfang der 80er Jahre entwickelte man zuerst aus den synthetisch resorbierbaren Fadengrundstoffen (Polylactid, Polyglykolid) Stäbe, die nach ausgiebiger biomechanischer Testung auch beim Menschen eingesetzt wurden. Die Entwicklung war ganz wesentlich von dem Bemühen geprägt, stabile Implantate herzustellen. Nach mannigfaltigen Versuchen wurde das selbstverstärkte Polyglykolid in Form des Biofixstiftes zurerst in Finnland, dann im übrigen Europa, später weltweit eingeführt. Bei diesem Stift handelt es sich um ein hochrigides Polymer, das auch von seinen Resorptionseigenschaften und seinem zunehmenden Festigkeitsverlust in situ eine nicht belastete Osteosynthese als sinnvoll erscheinen ließ. Deswegen wurden in der Anfangszeit vor allem osteochondrale Flakes, knöcherne Bandabrisse, schalenförmige gelenknahe Frakturen sowie kindliche Frakturen therapiert. Im Zuge der Weiterentwicklung wurde Ende der 80er Jahre eine der Standardgroßfragmentschraube der AO angenäherte Kortikalisschraube entwickelt, die aufgrund ihrer Resorptionseigenschaften und Belastbarkeit zumindest eine adaptierende Osteosynthese im nichtbelasteten bzw. metaphysären Knochen aussichtsreich erscheinen ließ.

Nach anfänglich zurückhaltendem Einsatz haben wir die Biofix-Schraube zunächst bei der Refixation kortikospongiöser Späne zur Überbrückung von Infekt-/Defektpseudarthrosen angewendet. Wir sahen in diesen Fällen einen günstigen Einfluß auf das Infektgeschehen sowie eine sichere Adaption des Spans im Pseudarthrosenbereich mit einer schnellen Einheilung und Resorption des Materials. Die Indikationen wurden im späteren Verlauf auf günstige Frakturen im Bereich der Gelenke sowie auf Frakturen des oberen Sprunggelenkes ausgedehnt.

Während sich die adaptive Osteosynthese mit den Biofix-Pins bei osteochondralen Frakturen in der Klinik weitestgehend etabliert hat, ist die adaptierende Schraubenostoesynthese mit der Biofix-Schraube noch in den Anfängen.

Das Material selbst verlangt eine subtile Implantationstechnik, eine klare Indikationsstellung sowie sorgfältige Verlaufsbeobachtungen. Als Nebenwirkungen sahen wir in Einzelfällen Resorptionslysen im Bereich der Osteosynthesekanäle sowie eine Serombildung als Ausdruck der Resorptionsleistung des Körpers. Ob die Schraube als solche ein günstiges Implantat für das vorliegende Polymer ist, kann heute noch nicht entschieden werden. Wegen der vorhandenen Resorbierbarkeit und der damit entfallenden Entfernung des Materials werden heute schon Versuche unternommen, Osteosynthesematerialien im Sinne von Dübeltechniken zu entwickeln, die jedoch bisher noch nicht klinisch erprobt werden.

Die resorbierbare Osteosynthese wird in naher Zunkunft bei ausgewählten Indikationen zunehmend an Bedeutung gewinnen, der Ersatz der bisherigen Standardtechniken mit metallischen Osteosynthesen wird nach dem heutigen Kenntnisstand jedoch erst in ferner Zukunft zu verwirklichen sein.

Dieses Buch stellt den Versuch dar, die bisherigen Forschungsergebnisse kurz darzustellen, Hinweise zur Imlpantation zu geben sowie mögliche Probleme aufzuzeigen. Die Autoren hoffen, daß damit eine lebhafte Diskussion für die Weiterentwicklung dieser zukunftsträchtigen Technologie in Gang kommt

H. Gerngroß
H. P. Becker

Inhaltsverzeichnis

1 Theoretischer Teil

1.1 Resorbierbare Biomaterialien – ein historischer Überblick

Die Vereinigung von durchtrenntem Gewebe mittels Naht ist eines der Hauptprinzipien der Chirurgie. Die Berichte über chirurgische Nähte gehen bis weit in das Altertum zurück. Die älteste Naht, die überliefert ist, fand sich im Bauch einer Mumie und wurde vermutlich um 1100 v. Chr. ausgeführt (65). Bis in das Mittelalter kamen Nahtmittel wie Pflanzenfasern, Leinenfäden, dünne Darmsaiten, Seide, aber auch Bogensehnen zum Einsatz. Später wurden überwiegend Zwirn- und Seidenfäden verwendet (56).

Das Hauptproblem der chirurgischen Naht bis in das 19. Jahrhundert war jedoch die Wundinfektion. Die unsauberen, keimhaltigen Materialien führten immer wieder in hohem Prozentsatz zu Eiterungen, wahrscheinlich auch zu regelrechten Abstoßungen, die nur nicht als solche erkannt wurden. Erst Lister gelang 1868 die Herstellung eines Nahtmittels aus Schafsdärmen, das er mit Karbolsäure desinfizierte (56). Durch zusätzliche Behandlung mit Chromsalzsäure konnte er sogar eine Verlängerung der Resorptionszeit erreichen. Auf diese Weise entstand der erste sterilisierbare, resorbierbare Faden der Neuzeit, das Catgut, das auch heute noch unter speziellen Indikationen in der Chirurgie Verwendung findet.

Die Variabilität der Reißkraft und der Resorption des Catguts sowie unerwünschte Gewebereaktionen ließen die Wissenschaft weiter nach geeigneten Materialien suchen. Neben nichtresorbierbaren Kunststoffen sollten dabei Implantate entwickelt werden, die anfangs im menschlichen Körper eine gewisse mechanische Festigkeit aufwiesen und dann aber einem Abbau ohne biologische Nebenwirkungen unterzogen werden konnten. In der Gruppe der Kunststoffe lieferten die Polyester ab den 30er Jahren dieses Jahrhunderts Rohstoffe für die chirurgische Naht, zunächst jedoch von unterschiedlicher Qualität.

Zwar wurde das erste synthetische Polyglykolid schon 1893 von Bischoff und Walden (8) entdeckt, aber das Zeitalter der bioabbaubaren Polymere begann erst in der Mitte des 20. Jahrhunderts. Abgeleitet von den α-Polyamiden Polyglycin und Polyprolen wurde Polyglykolsäure (polyglycolic acid: PGA) im Jahr 1932 von William Carothers synthetisiert (15). Die hydrolytische Instabilität dieses Stoffes bereitete jedoch anfangs große Probleme.

Die eigentlichen bioresorbierbaren Polyglykole von Bedeutung wurden 1954 durch Aufspaltung des Polyglykolrings und Polymerisation der zyklischen Diester gewonnen, wobei ihre plastischen Eigenschaften von mehreren Autoren erkannt wurden (37, 48, 72). Die weitere Forschung führte zur Entwicklung des ersten vollsynthetischen, resorbierbaren Fadens aus Polyglykolsäure, der in den frühen siebziger Jahren unter dem Handelsnamen Dexon in der Chirurgie Verwendung fand (28). Von wenigen Ausnahmen abgesehen, hat resorbierbares, synthetisches Material die Catgutfäden ersetzt. Das Copolymer, welches aus 92 % PGA und 8 % Polylactid (polylactic acid: PLA) besteht, firmiert als Konkurrenzprodukt unter dem Namen Vicryl und wird seit 1975 in der Klinik verwendet (34). Daneben wird noch als neuere Entwicklung Polydioxanon (Maxon, PDS) als synthetischer resorbierbarer Faden verwendet (23).

Im Gegensatz zu den Nahtmitteln dauerte die Entwicklung geeigneter bioresorbierbarer Materialien für die Osteosynthese wesentlich länger. Zu geringe Primärfestigkeit und eine zu schnelle Resorption nach Implantation im Knochen verhinderten einen allgemeinen Einsatz. Die Erstimplantation von PGA im Knochen erfolgte experimentell an Ratten schon im Jahre 1969 (71). Weitere Pilotsudien wurden hauptsächlich auf dem Gebiet der Mund-Kiefer-Gesichtschirurgie unternommen (20, 33, 45). Unzählige Tierversuche, auch unter Verwendung anderer resorbierbarer Materialien, wurden durchgeführt, bis im Jahre 1984

erstmalig PGA am Menschen als Osteosynthesematerial eingesetzt werden konnte. Die Arbeitsgruppe um Törmälä and Rokkanen veröffentlichten die Ergebnisse einer Studie, in der PGA-
Stifte im Vergleich zu metallischen Osteosynthesen bei Frakturen des oberen Sprunggelenkes verwendet wurden (66).
Bezüglich der allgemeinen Komplikationsrate konnte dabei kein
Unterschied festgestellt werden. Langzeitergebnisse nach bioresorbierbarer Osteosynthese zeigten allerdings immer wieder
osteolytische Veränderungen nach Resorption des Materials (13,
39, 63, 73).

Die Situation stellt sich im Jahr 1993 folgendermaßen dar:
Von allen getesteten Materialien haben sich Polyglykolid, Polylactid und Polydioxanon für bioresorbierbare Osteosynthese-
verfahren als geeignet erwiesen. Modifikationen im Herstellungsverfahren haben die Probleme der Primärfestigkeit mitt-
lerweile gelöst. Allerdings geht der Festigkeitsverlust nach
Implantation so rasch von statten, daß nur sehr schnell heilende
Knochenareale damit versorgt werden können. Die Implantate
können unter gewissen abgegrenzten Indikationsstellungen verwendet werden. Die Refixation osteochondraler Fragmente mit
resorbierbaren Stiften darf als gesichert angesehen werden. Andere Indikationen werden derzeit kritisch geprüft. Probleme be-
reiten die osteolytische Reaktion im Knochen und das Auftreten
von abakteriellen entzündlichen Hautreaktionen nach Operation
(12, 27, 29, 38), die nach neueren tierexperimentellen Untersuchungen am ehesten auf einer unspezifischen Fremdkörperreaktion beruht (57). Allerdings können die Ergebnisse aus Tier-
versuchen nur bedingt auf den Menschen übertragen werden,
was die Interpretationsfähigkeit stark einschränkt. Eine weitere
Unsicherheit besteht insofern, als Langzeitergebnisse, z.B über
10 Jahre, bislang ausstehen.

1.2   Definition und Einteilung der Biomaterialien

Im folgenden sollen immer wiederkehrende Begriffe definiert
und erklärt werden, um einer Verwirrung in der Diktion vor-
zubeugen.

Definition

Biomaterialien: Synthetische Stoffe oder durch Abwandlung hochpolymerer Naturstoffe enstandene Materialien, die im Rahmen einer medizinischen Anwendung im Körper implantiert werden und mit diesem in eine biologische Interaktion treten. Biomaterialien werden zur Produktion resorbierbarer Implantate verwendet.

Medizinische Anwendung: Ein Instrument, ein Implantat, ein Apparat, eine Maschine, ein Medikament oder ähnliches, welche eine Komponente oder einen Zusatz enthalten, der zur Diagnose dient oder zur Behandlung oder Verhinderung einer Krankheit am Menschen bestimmt ist.

Bioimplantat: Eine medizinische Anwendung aus Biomaterialien, die in den Organismus eingebracht wird.

Biokompatibilität: Eigenschaft eines Materials, mit dem Organismus als Wirt in Verbindung zu treten, ohne eine Abstoßungsreaktion hervorzurufen.

Biostabile Biomaterialien: Biomaterialien, die in der Lage sind, ihre Eigenschaften im Körper über längere Zeit beizubehalten.

Resorption: Abbauprozeß durch Auflösung bzw. Zerfall in einer biologischen Umgebung.

Absorption: Vollständiger Abbau des Materials auf metabolischem oder zellulärem Weg innerhalb eines Zeitraumes von 1 Monat bis zu 5 Jahren.

Biodegradable (Synonym: biodegradierbare, biodegenerable) Materialien: teilweise abbaubare Biomaterialien. Bei unvollständigem Abbau bzw. Zerfall können die verbeibenden Produkte teilweise länger anhaltende Gewebereaktionen hervorrufen.

Polymere: Stoffe, in denen gleiche oder gleichartige Grundmoleküle (Monomere) in mehrfacher Wiederholung durch Hauptvalenzbindungen zu Makromolekülen vereinigt sind. Polymere Stoffe erhält man synthetisch durch Polymerisation, Polykondensation und Polyaddition. Auch bewirken bestimmte ste-

reospezifische Ausrichtungen der Monomere besondere Effekte
und Eigenschaften.

Copolymere: Vereinigung verschiedenartiger Monomere, wobei
die strukturelle Anordnung der Einzelkomponenten von Bedeutung ist.

Einteilung

Biomaterialien unterscheiden sich in ihrer stofflichen Zusammensetzung und in ihren chemischen Eigenschaften:

Metalle: Traditionelle Biomaterialien mit großer mechanischer
Festigkeit und unterschiedlicher Gewebeverträglichkeit. Haupt-
vertreter im Rahmen von Osteosynthesen sind der Implantatstahl
(Legierung aus Chrom-Molybdän-Eisen) und Titan mit seinen
verschiedenen Oxiden.

Keramiken: Relativ neuartige Biomaterialien mit guter Biokompatibilität. Sie können entweder biostabil (Aluminiumhydroxid,
nicht-poröses Hydroxylapatit) oder absorbierbar (Calciumphos-
phat, Calciumsulfat) sein.

Polymere: Ebenfalls neuartige Biomaterialien mit variablen Fe-
stigkeitswerten und unterschiedlicher Gewebekompatibilität.
Polymere können biostabil (Polyäthylen, Polymetylmetacrylat)
oder absorbierbar (Polyglykolid, Polylactid) sein. Festigkeit,
Elastitzität sowie eine begrenzte Steifigkeit kennzeichnen diese
Implantate.

Komposite: Biomaterialien, die aus verschiedenen Einzelkomponenten aufgebaut sind (z.B. selbstverstärkte Fasern in Verbindung mit einer Matrix). Die Anwendung der Komposite hat
in der Medizin in den letzten 10 Jahren stark zugenommen.
Ihre Eigenschaften können extrem variiert werden. Ebenso lassen sich Biostabilität und Gewebeverträglichkeit den Anforderungen entsprechend anpassen. Gemäß ihrem Verhalten im Gewebe können Komposite als biostabil, teilweise absorbierbar
und vollständig absorbierbar klassifiziert werden. Aus diesen
Gründen stellen Komposite eine vielversprechende Substanz-
klasse dar.

1.3   Übersicht über bisher geprüfte Biomaterialien

In den letzten Jahren ist eine Vielzahl von Biomaterialien in vitro und in vivo auf ihre Verwendungsmöglichkeiten am Menschen untersucht worden, aber nur wenige konnten bezüglich ihrer chemischen und physikalischen Natur die Anforderungen an ein Implantat zur Osteosynthese erfüllen. Ziel dieser Forschungen war und ist es, in Zukunft die konventionellen, nicht-resorbierbaren Metallimplantate, hier in erster Linie bei der Osteosynthese, abzulösen (75). Eine grobe Übersicht gibt die folgende Aufstellung (modifiziert nach 77):

Polyglykolide (PGA)
Copolymere der Polyglykolide
Glykolid/L-Lactid Copolymere (PGA/PLLA)
Glykolid/Trimethylencarbonat Copolymere (PGA/TMC)

Polylactide
Stereocopolymere der Polylactide
Poly-L-Lactid (PLLA)
Poly-DL-Lactid (PDLLA)
L-Lactid/DL-Lactid Copolymere
Copolymere der Polylactide
Lactid/Tetramethylglykolid Copolymere
Lactid/Trimethylencarbonat Copolymere
Lactid/δ-Valerolacton Copolymere
Lactid/ϵ-Caprolacton Copolymere
Lactid/Tricalciumphosphat Copolymere (PLA/TCP)
Lactid/Polyethylenoxid Copolymere
Polydepsipeptide

Poly-β-Hydroxy-Butyrat (PHBA)
PHBA/β-Hydroxy-Valerat Copolymere

Andere
Poly-p-Dioxanon (PDS)
Poly-δ-Valerolacton
Poly-ϵ-Caprolacton
Polyesteramide (Polymere XIX)
Polyester der Oxalsäuren

Polydihydropyrane
Polyurethane (PU)
Polyvinylalkohole
Polypeptide

Die größte klinische Bedeutung als Biomaterialien erlangten schließlich lineare Polyester der α-Hydroxysäuren Milch-(PLA) und Glykolsäure (PGA). Hydroxysäuren weisen mindestens eine Carboxylgruppe (-COOH) und eine Hydroxylgruppe (-OH) im Molekül auf. Hydroxysäuren können in Gegenwart von Metallsalzen, Metalloxiden oder sauren Katalysatoren durch Wasserabspaltung zu Polyhydroxysäuren kondensiert werden. Die auf diese Weise hergestellten Polymere haben jedoch ein zu niedriges Molekulargewicht und für viele Zwecke unzureichende mechanische Eigenschaften. Bei längerem Erhitzen von Polymilchsäure und Polyglykolsäure über 200 °C erfolgt eine Rückspaltung in die zyklischen Monomere Lactid und Glykolid.

Mit dem Ziel, die mechanischen Eigenschaften und damit die Verwendbarkeit zu verbessern, wurde darüber hinaus eine Vielzahl von Copolymeren entwickelt. Die Poly-β-Hydroxybuttersäure (PHB) ist ein weitverbreitetes bakterielles Speicherlipid, deren Polymere und deren Copolymere mikrobiologisch u.a. aus Alcaligenes eutrophus H 16 und Mycoplane rubra R 14 gewonnen werden können. Das PHB-Homopolymer ist hochkristallin mit einem Schmelzbereich von 175–185 °C und einer Glastemperatur von 5–30 °C.

Polydioxanon ähnelt chemisch gesehen sehr stark den bereits genannten Polyglykoliden bzw. Polylactiden. Dieses Polymer entsteht ebenfalls durch ringöffnende Polymerisation aus dem Monomer p-Dioxanon. Der Schmelzpunkt mit 110 °C sowie die Glasübergangstemperatur mit −16 °C liegen allerdings deutlich niedriger als die der Polyglykolide bzw. -lactide.

Polyesteramide stellen eine weitere interessante Stoffgruppe dar, zu welcher auch das Polymer XIX zählt. Diese Polymere besitzen neben den üblichen Esterbindungen noch Amidbindungen. Die Eigenschaften der Polyesteramide (Schmelzbereich, Glasübergangstemperatur, Festigkeit) hängen entscheidend von der Größe der aliphatischen Reste ab, was zu unterschiedlichen Verwendungsmöglichkeiten führt (4, 31,59).

1.4   Chemie und Biochemie der resorbierbaren Polymere Glykolid und Lactid

1.4.1   Chemische Grundstruktur

Glykolsäure (CH_2OH-$COOH$) und Milchsäure ($CH_3CH(OH)$-$COOH$) gehören zur Gruppe der α-Hydroxycarbonsäuren. Unter einfacher Kondensation lassen sich aus diesen Poly-α-Hydroxysäuren herstellen. Diese Polymere haben allerdings ein nur niedriges Molekulargewicht mit sehr geringen Festigkeitswerten und sind daher für Osteosynthesen ungeeignet. Bei der Destillation im Vakuum hingegen spalten die oben genannten α-Hydroxysäuren Wasser ab und bilden zyklische Diester, deren Grundgerüst mit zwei Sauerstoffdoppelbindungen und zwei freien H^+-Atomen als Glykolring bezeichnet wird. Werden letztere mit einem weiteren Wasserstoffatom besetzt, spricht man von einem Glykolid, bei einem CH_3-Rest von Lactid (Abb. 1).

Aus den Lactonen Glykolid und Lactid werden unter bestimmten Umgebungsbedingungen durch ringöffnende Polymerisation hochmolekulare Verbindungen, deren mechanische Eigenschaften gegenüber den aus α-Hydroxysäuren über Kondensation entstandenen Polymeren deutlich verbessert sind (24; Abb.2). Als Katalysatoren für die ringöffnende Polymerisation werden An-

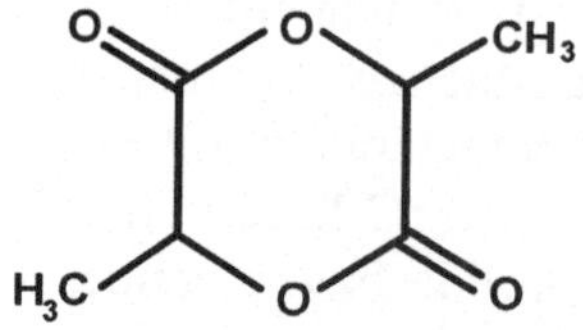

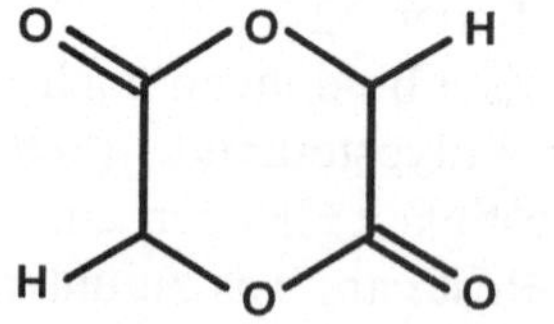

Abb. 1.   Ringstruktur von Glykolid und Lactid

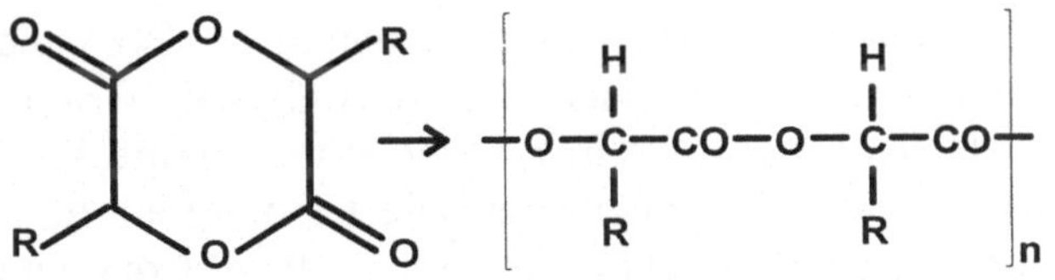

Abb. 2.   Ringöffnende Polymerisation des Glykolrings

timon-, Zink-, Blei- und insbesondere Zinnverbindungen (z.B. Zinntetrachlorid, Zinnoctoat) angegeben (24).

Da die Milchsäure ein asymmetrisches Kohlenstoffatom aufweist, kann sie in zwei optisch aktiven Formen (D und L) auftreten. Im einzelnen sind bekannt: L-Lactid, D-Lactid, optisch aktives meso-Lactid und racemisches D,L-Lactid. Für den Gebrauch im unfallchirurgisch-orthopädischen Bereich haben sich bisher nur Poly-L-Lactid (PLLA) und Poly-D-Lactid (PDLA) bewährt. Dabei weist PLLA gegenüber PDLA einen verzögerten Festigkeitsverlust in vivo auf.

1.4.2   Chemische Eigenschaften – Kristallinität und Schmelzverhalten

Polyglykolid (PGA) ist wie Poly-L-Lactid (PLLA) kristallin (Kristallinitätsgrade über 80 %), feuchtigkeitsempfindlich und unlöslich in den üblichen organischen Lösungen.

Generell hängt das Schmelzverhalten von Polymeren im wesentlichen von der chemischen Grundstruktur ab. Die Homopolymere Glykolid und Lactid sind teilkristalline, farblose Kunststoffe. Im DSC-Diagramm wird dementsprechend ein endothermer Schmelzpeak gefunden, während ein Glasübergang i. allg. nur an schockgekühlten Proben beobachtet wird. Andere Polymere zeigen als amorphe Polyester im DSC-Diagramm lediglich einen Glasübergang. PLA hat einen Glasübergang im Bereich von 30 bis 60° und eine Schmelztemperatur von 175 bis 185°, PGA hat eine Glasübergangstemperatur bei 20 bis 35° und eine Schmelztemperatur von 223 bis 228° (10).

Die unterschiedlichen Schmelzpunkte des PGA und des PLLA ermöglichen die Entwicklung eines Glykolid-Lactid-Komposites. Hierbei werden z.B. rascher absorbierbare PGA-Fasern in eine PLA-Matrix eingebettet. Die Kristallinität und die chemische Zusammensetzung der Homo- bzw. Copolymere spielen nach Meinung mehrerer Autoren eine wesentliche Rolle für die Primär- und Sekundärfestigkeit. Auch ist die Höhe des Molekulargewichtes von Bedeutung (79, 87).

1.4.3   Pharmakologie und Biochemie von Polyglykolid und Polylactid nach Implantation im menschlichen Organismus

Die beschriebenen Biomaterialien Polyglykolsäure (PGA) und Polymilchsäure (PLA) unterliegen unter physiologischen Bedingungen Abbauprozessen, die durch spezifische Hydrolasen gesteuert werden. PGA wird in vivo zu Glykolsäure, PLA zu Milchsäure gespalten (Abb. 3).

Die Glykolsäure wird durch die Glykolat-Oxidase zu Glyoxylsäure oxidiert. Durch Transaminierung entsteht daraus Glycin. Glycin wird nicht nur als Baustein von Proteinen, sondern auch für zahlreiche Biosyntheseprozesse (Kreatin, Porphyrin, Purin u.a.) benötigt. Aus Glycin entsteht durch Einführen einer Hydroxymethylgruppe Serin, welches über den Pyruvatzyklus verstoffwechselt werden kann.

Die Milchsäure wird bekanntermaßen in den Zitronensäurezyklus eingebracht und dann in den Lungen letztendlich als Kohlendioxid ausgeatmet. Der zweite Weg der Ausscheidung der Stoffwechselendprodukte von PGA und PLA läuft über den Urin.

Unmittelbar nach Implantation von PGA bzw. PLA beginnen Festigkeitsverlust und Abbau im Organismus. Letzterer ist primär abhängig von der Art, der Verarbeitung und dem Zustand des Coatings. Im weiteren Verlauf spielt das Coating keine große Rolle mehr. Viele Faktoren beeinflussen dabei Art, Schnelligkeit und Vollständigkeit der Resorption (nach 75):

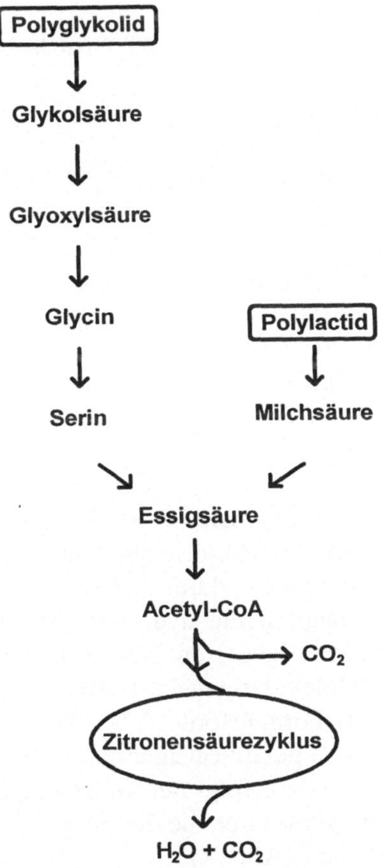

Abb. 3.   Stoffwechselweg des Polyglykolids und des Polylactid

Mikrostrukturelle Faktoren
- Chemische Zusammensetzung des Polymers (hydrophil, hydrophob)
- Molekulargewicht
- Verunreinigungen (z.B. Monomere, Oligomere, Katalysatoren, Farbstoffe, Lösungsvermittler)
- Kristallinität
- Art der Matrix
- Morphologie der Verstärkungsfasern

- Porosität des Implantats
- Art, Härte und Widerstandsfähigkeit der Oberfläche

Makrostrukurelle Faktoren
- Geometrie und Größe des Implantats
- Verhältnis von Gewicht zur Oberfläche

Umgebungsfaktoren
- Wert des umgebenden Milieus
- Temperatur
- Wasserdampfdruck
- Implantatbett (Weichteile, Knochen, Vaskularisation, Infektsituation)
- Lagerungsbedingungen

Der Abbau resorbierbarer Polyester vollzieht sich im biologischen Milieu in 4 Phasen (44): Zunächst bewirkt das Eindringen von Wasser die Auflösung sekundärer und tertiärer Strukturen. In der zweiten Phase beginnt die hydrolytische Spaltung der kovalenten Bindungen zu Oligomeren. Darauf werden diese Oligomere bis zu einem Molekulargewicht gespalten, welches unterhalb des für eine feste Form erforderlichen Wertes liegt. Jetzt erscheint das Material von gelatineartiger und bröckeliger Konsistenz. In der vierten Phase erfolgt der vollständige Abbau zu Milchsäure bzw. zu Glykolsäure, die im Stoffwechsel weiter verarbeitet werden können (Abb. 4).

Neben der oben aufgeführten physikalischen Hydrolyse spielt bei der Resorption von Biomaterialien auch eine enzymatisch katalysierte Hydrolyse eine große Rolle. Dies gilt mit Sicherheit für PGA und PLA (64, 89, 91). Williams (90) wies nach, daß die Hydrolyse von PGA sowohl in vitro als auch in vivo in den gleichen Schritten abläuft. Durch vergleichende Experimente wurde festgestellt, daß in vivo der Abbau sehr viel schneller erfolgt als bei entsprechenden in-vitro-Verhältnissen. Diese Tatsache wird vor allem auf die Anwesenheit spezifischer körpereigener zellulärer Enzyme zurückgeführt. Beispiele hierfür sind die Carboxypeptidase A, Chymotrypsin, Ficin, Esterasen, saure Phophatase und Leucinaminopeptidase (74, 91) sowie Pronase, Proteinase-K und Bromelain (90). Die signifikant höhere

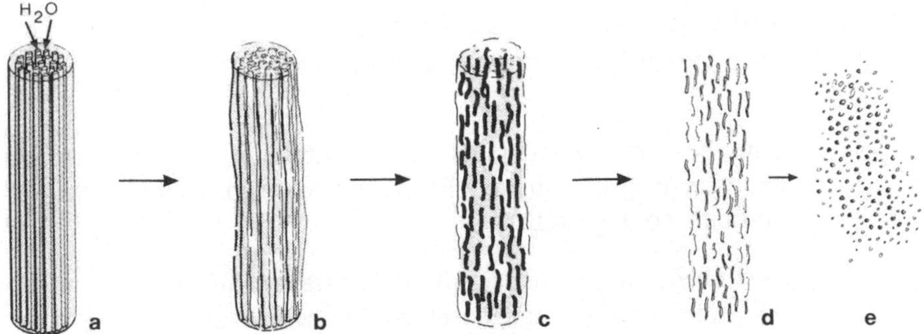

Abb. 4.   Schematischer Abbau eines Polyesters im wäßrigen Milieu **a** 1. Stufe: Auflösung sekundärer und tertiärer Strukturen mit Quellung und Splittung der Fasern sowie Durchlöcherung des Coatings **b** 2. Stufe: Spaltung der Polymere zu Oligomeren (feste Form) **c** 3. Stufe: Weitere Spaltung zu niederwertigen Oligomeren (flüssige Form) **d** 4. Stufe: Spaltung auf molekularer Ebene, Einschleusen in weitere Stoffwechselwege **e** vollständige Auflösung

Konzentration bestimmter Enzyme in der Umgebung artifizieller Implantate zeigten Salthouse et al. mithilfe microspectophotometrischer Methoden (70). Die hohe Anfälligkeit der biodegenerablen Polyester gegen unspezifische Esterasen wurde von Williams am Beispiel der Polyglykolsäure nachgewiesen (91). Für diese Theorie des Abbaus spricht auch, daß die Implantate im Körper oft von Makrophagen umgeben sind (12, 57). Makrophagen enthalten in ihren Lysosomen in hohen Konzentrationen unspezifische Esterasen, Proteasen, Trypsin und Lipasen. Freie Aminosäuren, Hormone, Vitamine und eine Reihe anderer niedermolekularer Stoffe können den Abbauprozeß katalysierend beeinflussen, wie bereits 1979 von Moiseev herausgefunden wurde (53).

1.5 Untersuchungen zur Festigkeit von Polyglykolid und Polylactid

Zum besseren Verständnis dieses Kapitels seien am Anfang wichtige Begriffe aus der Festigkeitslehre im Sinne von Definitionen vorangestellt.

Festigkeit: Widerstandskraft, die feste Stoffe einer Trennung oder Verformung entgegensetzen. Sie bezieht sich auf die Querschnittseinheit und wird in kp/cm^2 angegeben. $\sigma = F/A$; F ist die Kraft, die auf den Prüfkörper einwirkt, A ist die Querschnittsfläche, auf die die Kraft F einwirkt. Nach der Lastrichtung werden Zug-, Druck-, Biege-, Torsions- und Scherfestigkeit unterschieden.

Biegefestigkeit: Festigkeit, die der Baustoff eines auf Biegung beanspruchten Körpers gegenüber den Zugspannungen aufweist. Sie wird ermittelt durch Belastung bis zum Bruch. Unter Biegung versteht man das Krümmen von Körpern durch die Wirkung von Kräften auf die Längsachse.

Druckfestigkeit: Höchstlast bezogen auf den ursprünglichen Querschnitt, die bei der Belastung von Körpern bis zum Bruch aufgewendet werden muß.

Zugfestigkeit: Festigkeit, die ein Körper gegenüber einer Beanspruchung zweier auseinanderstrebender, entgegengesetzt wirkender Kräfte aufbringt.

Scher-, Torsionsfestigkeit: Festigkeit eines Körpers gegenüber Scherung und Torsion. Unter Scherung versteht man die Verformung eines elastischen Körpers ohne Volumenänderung durch in Richtung der Seitenflächen wirkende tangentiale Kräfte. Die Torsion ist hierzu ein Sonderfall durch Drillung eines zylindrischen Körpers um seine Längsachse.

Elastizität: Eigenschaft fester Körper, ihre unter äußerer Krafteinwirkung angenommene Formveränderung wieder rückgängig zu machen. Der bei der Verformung auftretende Proportionalitätsfaktor heißt Elastizitätsmodul ε. ε ist definiert als das Verhältnis der Längenänderung Δ l und der Ausgangslänge

l_0 und wird dabei in Prozent der Ausgangslänge beschrieben
($\varepsilon = \Delta l/l_0 \cdot 100\%$).

In entsprechenden Prüfmaschinen können alle Materialien auf
ihre grundsätzlichen mechanischen Eigenschaften geprüft werden. Für die resorbierbaren Biomaterialien haben diese Untersuchungen den Zweck, Parameter zu erarbeiten, die zum Vergleich mit der Knochenfestigkeit oder anderen Materialien herangezogen werden können. Des weiteren sollen im Tierversuch
die Materialien nach entsprechender Implantationszeit erneut
gemessen werden, um den Verlust der Festigkeit unter physiologischen Bedingungen zu dokumentieren.

Wird ein Prüfkörper belastet, treten Veränderungen der physikalischen Eigenschaften in Abhängigkeit von der Art der Belastung, der Einwirkdauer und der Festigkeit des Stoffes auf.
Die Art des Belastungsverlaufs beeinflußt die Verformbarkeit
eines Stoffes enorm. Wirkt eine Belastung sehr schnell ein,
steigen die gemessenen Festigkeitsparameter. Für den Fall, daß
eine Belastung zyklisch vorgenommen wird, reduziert sich die
Belastbarkeit durch Ermüdung im Gegensatz zur einmaligen
Verformung. Die Eigenschaft der Materialermüdung ist extrem
wichtig für die Entwicklung mechanisch belasteter Bioim-
plantate. Die Wechsellastkapazität eines Materials ist für größere Implantate höher als für kleine. Andererseits haben
Materialien mit großen Festigkeiten eine höhere Wechsellast-
Kapazität als Stoffe geringerer Festigkeit mit gleichen Abmessungen.

Die Verformung, die i. allg. bis zum Bruch vorgenommen
wird, wird in charakteristischen Diagrammen aufgezeichnet. Die
Zug-Dehnungs-Kurve zeigt das Verhalten des Materials vom
Belastungsbeginn über den elastischen bzw. viscoelastischen
Bereich bis zum Bruch. In den Abb. 5 a-e seien beispielhaft
Zug-Dehnungs-Kurven für verschiedenartige Materialien dar-
gestellt.

Allgemein reichen die Festigkeitswerte für die Homopolymere Glykolid und Lactid, die mit herkömmlicher Technik hergestellt sind, für eine stabile Osteosynthese am Menschen nicht
aus. Diese Implantate weisen üblicherweise nur eine Biege- und
Scherfestigkeit von unter 100 MPa auf, was weit unter der Fe-

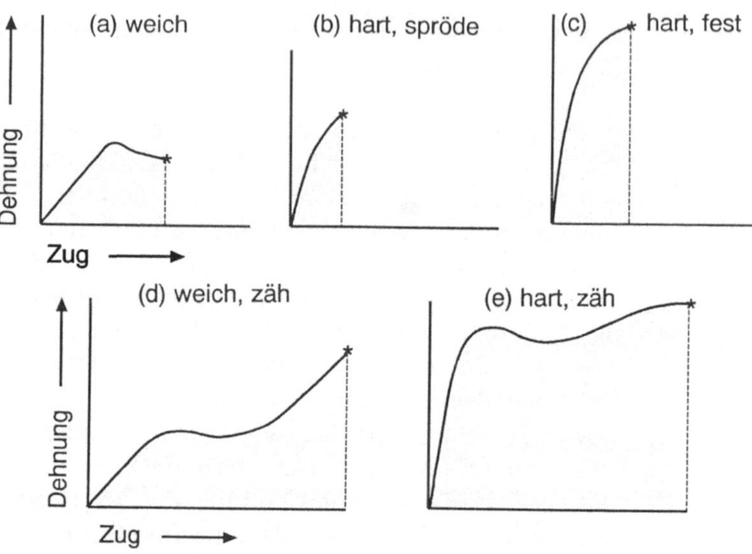

Abb. 5a–e.   Zudehnungskurven für verschiedene Materialien. **a** weich, **b** hart, spröde, **c** hart, fest, **d** weich, zäh, **e** hart, zäh

stigkeit bisher verwendeten Metalle liegt (16). Daher wurde immer wieder nach Möglichkeiten gesucht, die primäre Festigkeit von bioresorbieren Materialien im Herstellungsverfahren zu verbessern. Ein Weg war die Verstärkung einer inneren Matrix aus Polyester durch extern applizierte Fasern (43). Limitierend bei dieser Fertigungsweise ist jedoch die Haftung der beiden Komponenten, die, wenn sie mangelhaft ist, zu einem schnellen Festigkeitsverlust in vivo führt. Das Prinzip der selbstverstärkten biodegradablen Komposite wurde von Törmälä eingeführt (75). Darunter versteht man ein Herstellungsverfahren, bei dem für Matrix und externe Faserverstärkung die gleiche Substanz verwendet wird (Abb. 6 a,b). Wegen der chemischen Gleichheit der Elemente werden keine Haftungsverstärker benötigt. Kennzeichen dieser Stoffe sind die hohe Primärfestigkeit bzw. -steifigkeit.

Die Festigkeitswerte für selbstverstärkte Polyglykolid- und Polylactid-Produkte sind in Tabelle 1 wiedergegeben, im Vergleich dazu Daten für nicht-verstärkte PLLA-Platten (77, 78)

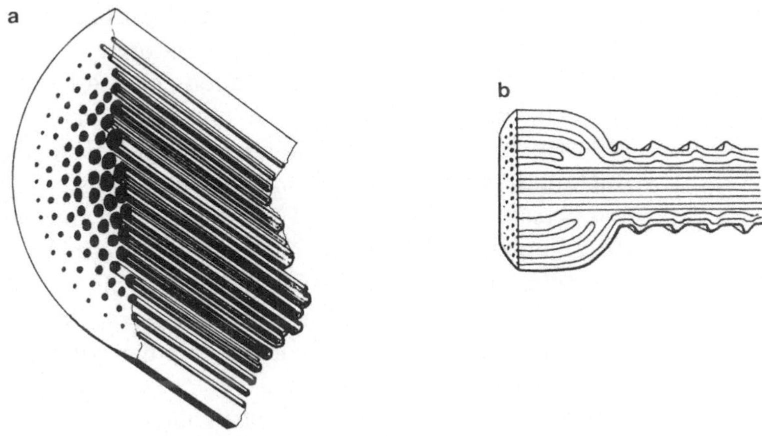

Abb. 6a,b. Schemazeichnung der selbstverstärkten Struktur des Biofix-Materials (nach [78]). **a** Stift, **b** Schraube

Tabelle 1. Biegefestigkeit und Elastizitätsmodul für SR-PGA und SR-PLLA (77, 78)

Implantat	Implantatmaße	Biegefestigkeit	Elastizitätsmodul
SR-PGA-Stift	3,2 × 50 mm	360 ± 70 MPa	12 ± 2 GPa
SR-PGA-Schraube	4,5 × 50 mm	250 ± 50 MPa	
SR-PLLA-Stift	3,2 × 50 mm	260 ± 10 MPa	5–8 GPa
SR-PLLA-Schraube	4,5 × 50 mm	210 ± 10 MPa	
SR-PGA-Stift (Zugmethode)	2,0 mm	330 MPa	13 GPa
SR-PGA-Stift (Zugmethode)	1,1 mm	415 MPa	18 GPa
Zum Vergleich: nicht-verstärkte PLLA-Platten		57–72 MPa	5,1 GPa

Die Festigkeitswerte schwanken je nach Herstellungsverfahren, von denen im wesentlichen zwei unterschieden werden: Kompressionssinterung und Ziehen des Materials unter thermischer Einwirkung (s. 1.9).

Die Festigkeit und insbesondere der Festigkeitsverlust hängen stark von den oben beschriebenen Faktoren ab (s 1.4). Hydrophile bzw. hydrophobe Eigenschaften eines Polymers beeinflussen den Festigkeitsverlust unter physiologischen Bedingungen ganz erheblich, da der Abbau über die Hydrolyse abläuft. PGA-Implantate sind hydrophil und verlieren in Abhängigkeit von den genannten Faktoren in 4–8 Wochen ihre Anfangsfestigkeit. PLA-Implantate hingegen sind hydrophob, der Festigkeits- verlust setzt im wesentlichen erst nach 6 bis 12 Monaten ein (Abb. 7; 76). Die Absorption von faserverstärkten Implantaten dauert mindestens fünfmal solange wie der vollständige Verlust der mechanischen Festigkeit.

Törmälä (78) verglich die Elastizitätsmodule sowie die Biegefestigkeitswerte von SR-PGA und SR-PLLA mit Metall, PDS und menschlichem Knochen. Dabei zeigte sich, daß die Anfangsfestigkeit der selbstverstärkten Biomaterialien der der übrigen Materialien ebenbürtig ist (Abb. 8 u. 9).

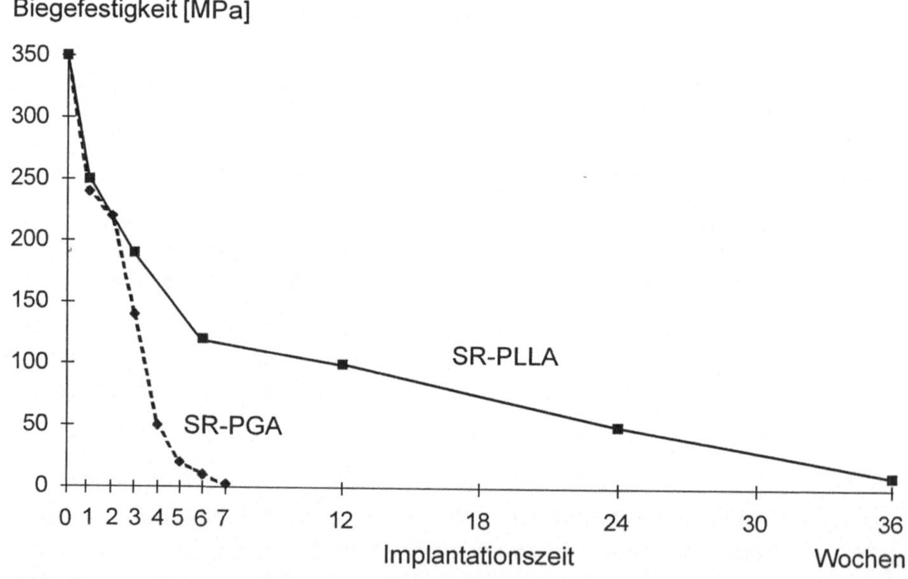

Abb. 7.   Abnahme der Biegefestigkeit von PGA und PLA als Funktion der Zeit in der Subkutis des Kaninchens (78)

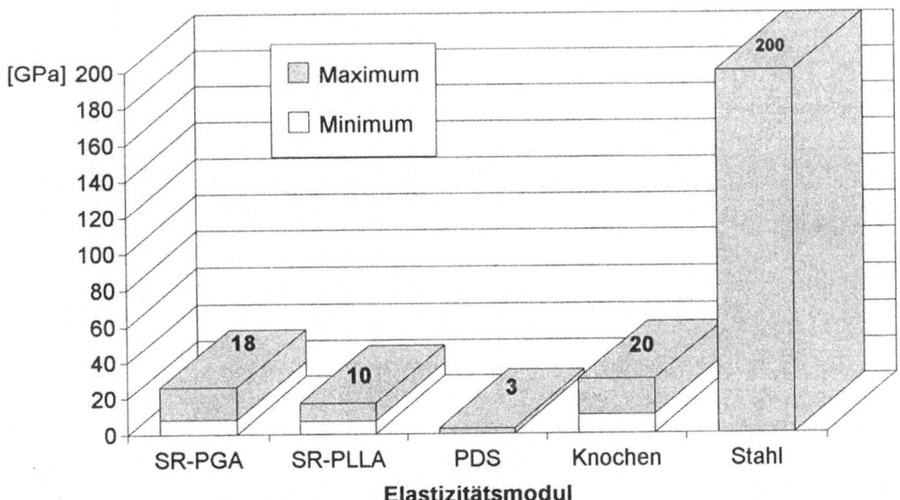

Abb. 8.   Elastizitätsmodule für PGA und PLLA im Vergleich zu Knochen, PDS und rostfreiem Stahl (78)

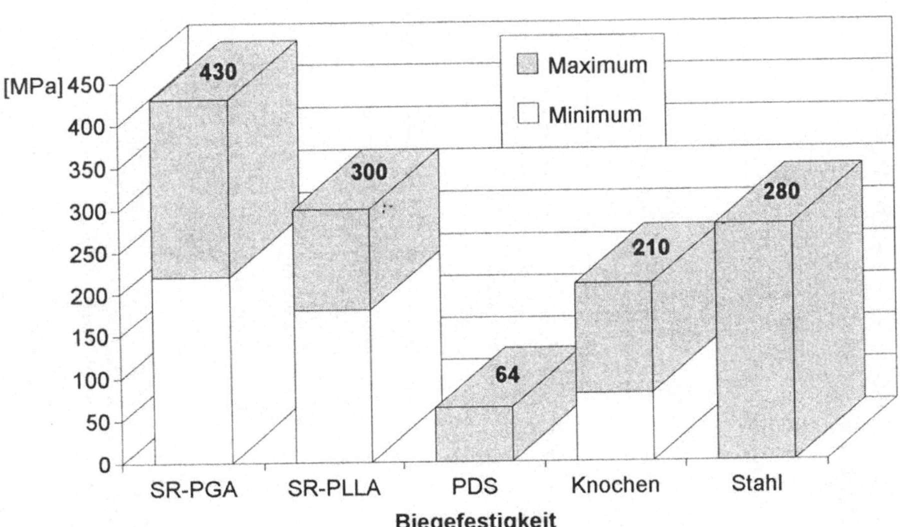

Abb. 9.   Biegefestigkeit für PGA und PLLA im Vergleich zu Knochen, PDS und rostfreiem Stahl (78)

1.6 Tabellarische Übersicht über klinisch relevante Biomaterialien und deren Eigenschaften

Tabelle 2. Übersicht über Materialeigenschaften von verschiedenen bioresorbierbaren Implantaten

Material Chem. Zusammensetzung	*Gewebeeigenschaften*	*Mechanische Ausgangsfestigkeit*	*Festigkeitsabfall*	*Resorptionszeit/ Resorptionsverhalten*	*Materialeigenschaften*
Poly-D,L-Lactid (PDLLA)	Sehr gute Biokompatibilität, keine toxischen Reaktionen	Scherfestigkeit 45 MPa, Zugfestigkeit 75 MPa, E-Modul 5.1 GPa	Relativ langsam, abhängig von Herstellungsverfahren und kristalliner Struktur	100 % Lactid, sehr restistent (2 Jahre), D-Lactid-Anteil verkürzt Resorptionszeit	Hohe Steifigkeit des Materials, gute Handhabung
Polygklykolsäure (PGA, Dexon)	Biologisch gut verträglich, keine Anzeichen von Entzündung, keine Fremdkörperreaktionen	Zugfestigkeit 57 MPa, E-Modul 6,5 GPa	Abfall schneller als bei PLA, bereits nach zwei Wochen hoher Festigkeitsverlust	Nahezu vollständige Resorption nach zwei Wochen	Relativ hohe Brüchigkeit, nach kurzer Zeit bereits Instabilität gegen Torsion und Scherung, nicht hitzestabil
PLA-PGA-Copolymer	Sehr gut verträglich, histologisch keine Zeichen von Entzündung	Zugfestigkeit 60 MPa, E-Modul 6,0 GPa	Abhängig vom Verhältnis PLA-PGA, hoher PGA-Anteil starker Abfall	Hoher PGA-Anteil schnelle Resorptionszeit, etwa 6 Wochen	Sehr unterschiedliche Eigenschaften je nach Verhältnis PGA-PLA und Herstellungsverfahren

Polydioxanon (PDS)	Makroskopisch und histologisch gute Ergebnisse	Scherfestigkeit 40 MPa, Zugfestigkeit 90 MPa	Sehr rascher Abfall der Festigkeit	Nach 12 Wochen stärkere Resorption	Wegen raschen Festigkeitsverlustes nur Anwendung bei schnell heilenden Frakturen
PLA-Verbindung mit Tricalciumphosphat (PLA/TCP)	Biologisch gut verträglich, keine Entzündungszeichen	Scherfestigkeit 29 MPa, Zugfestigkeit 200 MPa	Nach 6 Monaten Festigkeitsverlust auf 50% der Ausgangswerte	Relativ langsam, nach 6 Monaten teilweise Abbau des TCP-Anteils	hohe Sprödigkeit und Brüchigkeit
Polymer XIX (C6-C12)	Testverfahren laufen noch	Zugfestigkeit 50 MPa, E-Modul 6,0 GPa	Nach 4–10 Wochen 50% Festigkeitsverlust	Abhängig von Zusammensetzung, Resorptionsdauer 6–24 Monate	Zahlreiche Versuche noch nicht beendet, sehr empfindlich gegen Feuchtigkeit
Poly-Hydroxy-Buttersäure (PHB)	Biologisch gut verträglich, keine Entzündungsreaktion	Zugfestigkeit 40 MPa, E-Modul 5,5 GPa	Langsamer Festigkeitsverlust, über 6 Monate	Relativ langsamer Abbau von PHB, abhängig von Copolymeren	Relativ schlechte Materialeigenschaften, keine befriedigende Belastbarkeit
Polyglykolid (SR-PGA Biofix) (SR selbstverstärkt)	Sehr gute Biokompatibilität	Scherfestigkeit 240 MPa, Biegefestigkeit 300 MPa, E-Modul 10 GPa (als Verbundmaterial)	Festigkeitsverlust nach etwa 6 Wochen	Ähnliches Resorptionsverhalten wie PGA (Dexon), etwas langsamer wegen Coatings	Relativ hohe Festigkeitswerte für resorbierbare Implantate, ermöglicht vielfältige klinische Anwendung

1.7 Ergebnisse bisheriger tierexperimenteller Untersuchungen

1.7.1 Verwendung resorbierbarer Polymere zur experimentellen Frakturheilung

Eine große Zahl von Autoren wiesen in den 70er und in den frühen 80er Jahren die Brauchbarkeit der bioresorbierbaren Polyester als Implantatmaterialien nach. Es handelte sich dabei um die Testung von Platten und Stiften aus Polyglykolid, Polylactid und Polydioxanon. Dabei wurde im wesentlichen gezeigt, daß die Stoffe im Knochen abgebaut werden konnten und daß sich teilweise auch eine Knochenneubildung beobachten ließ, während der Abbauprozeß weiterlief. Die Versuche waren gekennzeichnet von der Suche nach geeignetem Material, das einerseits ausreichende Primärfestigkeit, andererseits aber auch nach Beginn des Hydrolyseprozesses eine genügende Reststabilität aufwies. Wie nachfolgend dargestellt wurden hierzu auch Komposite aus PGA und Kohlefaserverstärkungen getestet.

Schmitt u. Polistina (71) verwandten als erste ein Polymer aus Polyglykolid als Implantat in der Knochenchirurgie. Bei experimentellen Frakturen langer Röhrenknochen an Ratten konnten sie gute Ergebnisse bei der Knochenbruchheilung beobachten. Allerdings sind diese Ergebnisse ausschließlich zur Patentierung des Materials verwendet worden, sie wurden nie in einer Zeitschrift veröffentlicht.

Kulkarni et al. (45) setzten Polyglykolid bei der Osteosynthese von Mandibularfrakturen am Hund ein. Gegenüber einer Vergleichsgruppe von Tieren, deren Frakturen mit Implantatstahl versorgt worden waren, waren keine Unterschiede in der Heilungsrate des resorbierbaren Materials festzustellen. Ähnliche Beobachtungen machten Cutright et al. (19), die Polylactid bei Symphysenfrakturen an Rhesusaffen eingesetzt hatten. Sie stellten bei ihren Untersuchungen besonders den Aspekt heraus, daß ein Zweiteingriff zur Entfernung des Osteosynthesematerials nicht erforderlich war.

Ein weiterer Schritt in der Anwendung von bioresorbierbarem Material war die Implantation einer PLA-Platte bei Orbitabodenfrakturen von Rhesusaffen durch Cutright u. Hunsuck (20). Dabei wurde festgestellt, daß die Resorption des PLA über einen besonderen Phagozytoseprozeß mit Makrophagen und Riesenzellen abläuft. Nach 38 Wochen war das Material noch nicht vollständig resorbiert.

Getter et al. (33) verschraubten Mandibularfrakturen an Hunden mit Polylactidschrauben und -platten. Dabei wurden die Schraubenköpfe mit der Platte durch Schmelzung verbunden. Im Ergebnis konnte sie eine Degradationszeit von 32–40 Wochen beobachten, wobei die Mandibularfrakturen keine Fehlheilung aufwiesen.

Christel (16) schraubte mit PGA-Fasern verstärkte PLA-Platten auf Schaftibiae für 1 bis 7 Monate, allerdings ohne sie zu osteotomieren. Als Ergebnis zeigte sich, daß die Platten zwar nicht brachen, aber Brüche an den Schraubenlöchern, an denen die größte Implantatspannung herrschte, auftraten. Es war den Autoren nicht möglich, Implantate mit adäquaten mechanischen Eigenschaften für die innere Schienung herzustellen. Aus diesem Grunde schlugen sie für eine diaphysäre Osteosynthese die Kombination aus äußerer Schienung mit resorbierbaren Platten und intramedullärer Schienung mit Marknägeln vor.

Parsons et al. (58) schlugen den Gebrauch flexibler Platten vor, um die durch Streßprotektion verursachte Knochenatrophie nach Fraktur oder Osteotomie zu verhindern oder zumindest zu reduzieren. Hierzu untersuchten sie Platten aus einer Kombination von Karbonfasern und resorbierbarem Polymer (PGA), wobei die Platten aufgrund der Dichte und Anordnung der Karbonfasern eine unterschiedliche Steifigkeit hatten. In vitro ließ sich zeigen, daß das Kompositmaterial, aus dem die Platten gefertigt waren, nur eine Festigkeit von 20 % gegenüber der von Stahlplatten besaß. Die Autoren schlossen daraus, daß die primäre Festigkeit der mit Karbonfasern verstärkten Platten ausreichend war und setzten das Material in einer weiteren Versuchsreihe am Kaninchen ein. Dabei wurde eine Querosteotomie an der Tibia und am Radius durchgeführt, wobei diese Frakturen zur Ausheilung gebracht werden konnten (1).

Alexander et al. (2) untersuchte ähnliche Platten, die jedoch eine Ausgangsfestigkeit von 75 % im Vergleich zu Stahlplatten hatten. Bei der Testung der Plattenschrauben konnte bezüglich der Torsion gezeigt werden, daß an der Knochen-Schrauben-Grenze die größte Spannung auftrat. Von drei experimentellen Osteotomien der Kaninchen-Tibia heilten zwei, eine versagte nach Verplattung. Nach einem Zeitraum von 8 Wochen konnte gezeigt werden, daß zwei Platten makroskopisch intakt waren und daß keinerlei Karbonfaserabrieb in den anliegenden Knochen oder in den Weichteilen zu finden war. Die Platten hatten zu diesem Zeitpunkt noch 30 % ihrer ursprünglichen Festigkeit. Parallel dazu testeten die gleichen Autoren den Gebrauch von Kirschner-Drähten und PLA-Carbonfasernägeln, die intramedullär eingebracht wurden, zur Fixation von Osteotomien im Os metacarpale des Schweins. Alle Versuche wurden in vitro am frisch gefrorenen Präparat ausgeführt. Die Stabilität der Fixation wurde anhand der Biegefestigkeit und des maximalen Biegemomentes überprüft. Auf der Basis dieser erfolgreichen Experimente planten sie, weitere PLA-Karbonfasernägel tierexperimentell und in einer klinischen Studie zu verwenden. Ihr Ziel war dabei, eine neue Methode zur Schienung phalangealer Frakturen zu erproben.

Claes et al. (17, 18) untersuchten an Schafen die Verwendung von resorbierbaren Polydioxanon (PDS)-Stiften zur Refixation osteochondraler Fragmente. An beiden medialen Femurkondylen wurden osteochondrale Fragmente abgemeißelt und entsprechend mit drei Stiften stabilisiert. Während ein Knie sofort voll belastet wurde, wurde die Gegenseite vollständig entlastet. Nach 12 Wochen waren beide Fragmente voll eingeheilt. Die belasteten Kniegelenke zeigten dabei eine höhere Knochenfestigkeit (9,5±4 MPa) als die temporär entlasteten (7,0±4,4 MPa). Damit wurde fast die Scherfestigkeit des normalen Knochens (11,5±2.1 MPa) erreicht. Die Pins waren nach dieser Zeit noch nicht voll resorbiert.

Ähnliche Ergebnisse konnten auch Greve u. Holste (36) vorlegen, die an Kaninchen-Kniegelenken ebenfalls osteochondrale Fragmente und deren Refixation mit PDS-Stiften untersuchten. Auch diese Autoren kamen zu dem Ergebnis, daß Stifte aus PDS zur Stabilisierung von osteochondralen Fragmenten sehr gut geeignet waren.

Vainionpää (81) untersuchte den biologischen Abbau von PGA im kortikalen Knochen und in der Spongiosa von Kaninchen.

Nach radiologischen und histologischen Auswertungen erwies sich das Material als biologisch verträglich und wurde innerhalb von 12 Wochen ohne Anzeichen von Entzündung oder Fremdkörperreaktion in der Spongiosa fast vollständig und in der Kortikalis teilweise abgebaut. Der biologische Abbau begann in der Randzone und fand unter gleichzeitigem Ersatz von Knochen statt. In einer weiteren Studie wurden an Kaninchen für dieses Material die Eigenschaften zur ausreichenden Stabilisierung von Osteotomien nachgewiesen (82).

Die Resorption, Biokompatibilität und die Fixationseigenschaften im Knochen von SR-PLLA- und PDLLA-Implantaten wurde von Majola et al. (49) an Osteotomien des distalen Femurs an der Ratte untersucht. Die histomorphometrischen Analysen zeigten, daß der Abbau von SR-PDLLA/PLLA (60:40)-Implantaten schneller vor sich ging als der der reinen PLLA-Implantate. Als wesentliches Faktum wurde eine Knochenneubildung anstelle des Biomaterials beschrieben. Es wurde gezeigt, daß SR-PLA-Implantate biokompatibel, langsam abbaubar waren und ausreichende mechanische Eigenschaften zur Stabilisierung von Knochen aufwiesen.

1.7.2 Untersuchungen zum Abbauverhalten unter physiologischen Bedingungen

Neben der prinzipiellen Eignung von Polyglykolid, Polylactid und Polydioxanon als temporäres Implantatmaterial in der Knochenchirurgie stand auch das Verhalten dieser Stoffe unter physiologischen Bedingungen im Mittelpunkt wissenschaftlichen Interesses. Mannigfaltige Tierversuche zeigten, daß bioresorbierbare Materialien trotz hoher Ausgangsfestigkeit im Körpermilieu einer starken Abbaurate ausgesetzt sind. Generell wurde festgestellt, daß PLA langsamer degradiert wird als PGA und daß Copolymere schneller abgebaut werden als Homopolymere. Letztlich bleibt der Abbau mit rapidem Festigkeitsverlust im Körper ein massiver Kritikpunkt.

Cutright et al. (21) implantierten PGA-, PLA- und PGA/PLA-Copolymere in verschiedenen Zusammensetzungen als Kügelchen in die Kortikalis des Rattenoberschenkels. Die Ergebnisse zeigten, daß alle Implantate biodegradabel waren. Der Abbau-prozeß erfolgte über Kapillareinsprossung und Phagozytosezel-len, eine Begleitentzündung war nicht zu sehen. Es wurde auch über eine gewisse Knochenneubildung berichtet.

Miller et al. (52) untersuchten die Unterschiede in der De-gradationsrate zwischen den reinen PGA-Polymeren und den verschiedenen Zusammensetzungen der Copolymere aus Poly-glykolid und Polylactid unter Verwendung der C-14- und Tri-tium-Methode. Unter Markierung der verschiedenen Polymere konnte nachgewiesen werden, daß die Degradationsrate mit zu-nehmendem Anteil an PGA-Copolymeren beschleunigt war. Zwischen der Implantation im Weichteilgewebe und der im Kno-chen bestand kein Unterschied.

Vert (87) untersuchte die stereoregulären bioresorbierbaren Polyester im Hinblick auf ihre Einsatzfähigkeit in der Knochen-chirurgie. Dabei wurde insbesondere die Biodegradation von PGA und PLA im kortikalen Knochen des Schafs studiert. Als wesentliches Ergebnis wurde festgestellt, daß Polymere mit ei-nem hohen Molekulargewicht langsamer abgebaut werden. Re-siduales Monomer, welches in den Implantaten vorhanden war, beschleunigte die Resorption. Wurde ein Polymer mit γ-Strahlen oder anderen Verfahren, die zur Sterilisation notwendig sind, vorbehandelt, so kam es zu einer Zunahme der Abbaugeschwin-digkeit. Im Gegensatz dazu hatte die Sterilisation mit Äthylen-oxid keinen Einfluß auf die Degradation. Das Zusammen-schmelzen des Materials erhöhte die Kristallisationsdichte und verminderte die Abbaurate. Wenn die Temperatur zu hoch ge-wählt wurde, wurde jedoch der gegenteilige Effekt beobachtet.

Eitenmüller et al. (25) implantierten L-Lactid und D-L-Lactid sowie verschiedene Copolymere in die Rückenmuskulatur der Ratte. Im Drei-Punkt-Biegetest zeigte sich, daß sich 5 Wochen nach Implantation die Ausgangsfestigkeit aller Materialien um 50 % reduziert hatte. L-Lactid und D-L-Lactid wiesen die größten Festigkeitswerte auf. Der gleiche Autor (26) implan-tierte Polylactid-Platten mit Schrauben bei Querosteotmien des Beagle-Radius. Bei einer Implantationszeit von bis zu 12 Wo-chen zeigte sich bei allen Frakturen die Entstehung eines Kallus, in einem Fall eine Pseudarthrose. Toxische Reatkionen wurden nicht gesehen.

Nachdem die Biokompatibilität und das Abbauverhalten von PGA und PLA hinreichend geklärt waren (49, 21), hat es nicht an Versuchen gefehlt, die Ausgangsfestigkeit, mehr aber noch die Stabilität des Materials nach Implantation zu erhöhen. Ziel dieser Entwicklungen war es, um eine Matrix eines Polymers eine Ummantelung aus festigkeitsförderndem Material zu fertigen. Die vielversprechendendsten Ergebnisse fanden sich bei Verwendung selbstverstärkter Komposite (75, 83). Allerdings gab es auch Untersuchungen, bei denen das sog. „Coating" nicht mit denselben Biomaterialien vorgenommen wurde. Vasenius (86) konnte an Kaninchen zeigen, daß eine Ummantelung aus PDS, Poly-β-Hydroxybuttersäure (PHBA) oder PLLA biokompatibel war. Cyanoacrylat schien die Knorpelregeneration zu behindern. Cyanoacrylat- und PDS-Coatings waren nach sechs Wochen resorbiert, diejenigen aus PHBA und PLLA waren nach 48 Wochen noch sichtbar.

Claes und Glatzmeier (17, 35) nahmen am Schaf bei osteomierten Keilen der Tibiametaphyse eine Osteosynthese mit SR-PGA-Stiften bzw. -Schrauben vor. Postoperativ wurden die Tiere nicht immobilisiert. Nach 7 Wochen zeigte sich makroskopisch, daß sowohl Sitfte als auch Schrauben noch gut sichtbar waren. Histomorphologisch hatte der Abbauprozeß der SR-PGA-Stifte bereits ein fortgeschrittenes Stadium erreicht, wobei eine Vielzahl von Rissen im Material nachgewiesen werden konnte. Die Stifte waren in unterschiedlich große Trümmer zerlegt und von einer breiten Schicht Granulationsgewebe umgeben, in welchem vereinzelt Phagozytosezellen (Makrophagen, Schaumzellen) zu erkennen waren. Bei der Schraube zeigte sich hingegen, daß die Fasern noch intakt waren, während die Matrix schon Zeichen der Resorption aufwies. An einigen Stellen war die Matrix schon durch einsprossendes Bindegewebe ersetzt. Eine verstärkte Knochenneubildung im benachbarten Gewebe konnte noch nicht festgestellt werden. Hinweise auf eine mögliche Gewebetoxizität wurden nicht gefunden.

In der gleichen Versuchsreihe wurden in-vitro-Relaxationsmessungen der Schrauben vorgenommen. Hierzu wurden die Schrauben in ein speziell angefertigtes Metallgewinde gedreht und bis zu einer definierten Vorspannkraft angezogen (10–20 kp). Die darauf eintretende Abnahme der Vorspannkraft

der resorbierbaren Schrauben über die Zeit (Relaxation) wurde
mit Hilfe eines zwischengeschalteten Kraftaufnehmers über einen Meßverstärker aufgezeichnet. Die Schraube wurde sowohl
im trockenen als auch im feuchten Milieu untersucht. Im Vergleich zu anderen resorbierbaren Schraubentypen war die SR-
PGA-Schraube wesentlich belastbarer, sie zeigte eine Ausdreh-
kraft bis 90 kp. Bei höherer Krafteinwirkung zeigte sich, daß
der Übergang von Schraubenkopf zum Schaft nicht widerstands-
fähig genug war und abgedreht wurde. Im trockenen Milieu
lagen die gemessenen Kraftwerte höher als im feuchten. Im
Vergleich zu Metallschrauben muß jedoch festgehalten werden,
daß resorbierbares Material nur vergleichsweise geringe Kräfte
übertragen kann.

1.7.3   Untersuchungen zur Knocheneubildung

Nelson et al. (55) untersuchten die Osteogenität und Gewebeverträglichkeit des Copolymers PGA/PLA im Vergleich zu einer
biodegradierbaren Keramik. Die Prüfkörper wurden bei Knochendefekten an Rattentibiae implantiert, einmal in Kombination, ein anderes Mal singulär. Die Keramik diente als Stan-
dardformat zur simultanen Beobachtung der Osteogenese. Bei
den Implantaten aus Copolymer zeigte sich eine stärkere Knochenneubildung als bei der Keramik.

Hollinger (40) untersuchte das osteogenetische Potential der
biodegradierbaren Copolymere eines Gemischs aus einen Teil
PLA und einem Teil PGA. Die Prüfkörper wurden dabei in
Knochendefekten an Rattentibiae implantiert. Am gleichen Tier
wurden zum gleichen Zeitpunkt Knochendefekte am Humerus
erzeugt, allerdings nicht mit einem Implantat besetzt. Die Ergebnisse zeigten, daß das Copolymer im Vergleich zur Heilungsrate ohne Implantat eine hochsignifikante Zunahme der
Knochenheilung ergab.

Der Nachweis, daß am Kaninchen implantierte PGA-Stifte
in der Spongiosa des distalen Femurs bei gleichzeitigem Abbau
des Prüfkörpers zu einer Knocheneubildung führen, wurde von
Vainionpää erbracht (81). PLLA-Implantate führen bei Ratten

nach beginnendem Abbau ebenfalls zum Neuanbau von Knochen (49).

1.7.4   pH-Wert-Messungen bei Hydrolyse

Glatzmeier (35) untersuchte allgemein pH-Wert-Veränderungen in vitro bei der Hydrolyse von bioresorbierbaren Materialien. Diese Frage ist insofern von Bedeutung, als beim Abbauprozeß auftretende Änderungen des Umgebungsmilieus möglicherweise Auswirkungen auf Entzündungsreaktionen und Zellproliferationen haben konnten. In Vorversuchen wurde eine definierte Menge biodegenerablen Implantatmaterials in Proben von jeweils 10 ml isotonischer Kochsalzlösung eingelegt. Anschließend wurde der pH-Wert in regelmäßigen Zeitabständen gemessen. Dabei fanden sich zwischen den Materialien signifikante Unterschiede: Während bei den Polydioxanon-Prüfkörpern bereits zu Beginn ein starker pH-Abfall gemessen wurde, war bei SR-PGA innerhalb von 2 Wochen eine Anhebung in den alkalischen Bereich festzustellen. Offensichtlich hatte sich bis zu diesem Zeitpunkt das Coating abgelöst, denn danach machte sich ein sprunghafter Abfall des pH-Wertes bemerkbar, vermutlich bedingt durch die einsetzende Hydrolyse. In diesem Versuch konnte eindeutig belegt werden, daß eine direkte Korrelation zwischen Hydrolyse bzw. Abbau des Implantatmaterials und dem pH-Wert der Lösung besteht. Eine vermehrte Hydrolyse führt zur Freisetzung von Säure und zu entsprechender pH-Verschiebung.

1.7.5   Untersuchungen zur Immunantwort

In einer Studie an Kaninchen untersuchten Päivärinta et al. (57) die zelluläre Antwort auf PGA- und PLA-Schrauben. Dabei stellten die Autoren fest, daß Granulozyten und mononukleäre Rundzellen in der Transplantatumgebung nur sehr selten sichtbar waren. Mononukleäre Makrophagen und Fremdkörperriesenzellen im Sinne von Phagozytosezellen traten hingegen bei der PGA-Gruppe nach 12 Wochen Implantationszeit am häufigsten auf. Nach 36 Wochen war in den Präparaten kein PGA mehr zu finden, allerdings war die PLA-Schraube nach 48 Wochen in ihrer Grobform noch erhalten. Insgesamt wurde die Reaktion auf die Schrauben als sehr mild interpretiert. Daraus wurde geschlossen, daß beim Menschen noch andere Faktoren an der letzlich heftigeren zellulären Antwort auf resorbierbare Biomaterialien beteiligt sein müssen. Matlaga u. Salthouse konnten zeigen, daß insgesamt die Fremdkörperreaktion auf bioresorbierbares Material von dessen Form und Größe abhängig ist (51). Allerdings lassen Tierversuche nur in bedingter Form Rückschlüsse auf die bekannten Osteolysereaktionen im menschlichen Knochen zu.

1.8   Anforderungen an resorbierbare Implantate in der Unfallchirurgie

Zur Zeit werden in der Unfall- und Wiederherstellungschirurgie überwiegend Metallimplantate zur Osteosynthese herangezogen. Ihr Einsatz ist jedoch mit einigen Nachteilen behaftet, die die Verwendung von resorbierbarem Material wünschenswert erscheinen lassen (Tabelle 3). Austenitische Stähle, Mischkristallle aus Eisen und Kohlenstoff sowie andere Legierungsbestandteile wie Nickel, Kobalt und Chrom sind heutzutage sehr gut gewebeverträglich. Toxische Einflüsse auf das umliegende Gewebe sind aufgrund speziell entwickelter Stahlsorten und ausgetesteter Zusammensetzung der Legierungen weitgehend ausgeschlossen, wenn auch vereinzelt allergische Reaktionen beschrieben worden sind (54). Immerhin konnte die Freisetzung von Ionen metallischer Implantate nachgewiesen werden (3, 30).

Tabelle 3. Nachteile metallischer Osteosynthesen

- Knochenatrophie unter Metallimplantaten
- Mögliche Allergisierung durch freigesetzte Ionen
- Zweiteingriff mit allen Risiken der Operation notwendig
- Folgekosten durch Zweitoperation

Weit schwerer wiegt der Nachteil, daß sich als Folge der rigiden Plattenosteosynthese ein Umbau des Knochens mit Änderung der Kraftlinienführung und Belastungsfähigkeit einstellt (17). Dies wirkt sich insofern negativ auf die gewünschte Restitutio ad integrum aus, als es durch das Implantat zu einer Schwächung und partiellen Resorption des Knochens kommt. Die veränderten Kraft- und Belastungsverhältnisse während der starren Fixation sind letzlich die Ursache für Atrophie und Osteoporose (18, 67, 68, 80, 85). Daher ist die Entfernung des Metalls Monate bis Jahre nach der Osteosynthese im Rahmen einer zweiten Operation notwendig. Nach Metallentfernung besteht zumindest vorübergehend die Gefahr der Refraktur.

Dieser Folgeeingriff verursachte 1986 im Bereich der alten Bundesrepublik Deutschland einen jährlichen Kostenaufwand von 40 bis 50 Millionen DM (25). Nicht gering sind auch die Risiken einer erneuten Operation für den Patienten: Hospitalisierung, Narkose, Infektion, Thrombose und Embolie. Zuletzt muß auch auch der Aspekt des wirtschaftlichen Ausfalls durch erneute Krankschreibung bedacht werden.

Die beschriebenen Nachteile metallischer Osteosynthesen könnten unter Verwendung resorbierbarer Implantate gelöst werden, wenn diese die für eine stabile Knochenbruchheilung notwendigen Eigenschaften aufweisten. Die Zweitoperation entfällt, da das Biomaterial nach einer bestimmten Zeit verstoffwechselt und resorbiert wird. Darüber hinaus wird hierdurch eine im Heilungsprozeß erwünschte, früh einsetzende Belastung der Knochenstrukturen erreicht, die sich positiv auf die Durchbauung auswirkt (17).

Um den Anforderungen einer optimalen Osteosynthese mit resorbierbaren Implantaten gerecht zu werden, sollte das hierzu verwendete Material bestimmte Bedingungen erfüllen. Es erscheint in diesem Zusammenhang einleuchtend, daß eine Stoffgruppe allein nicht allen Voraussetzungen in jeder Hinsicht genügen kann. Die folgenden Merkmale biodegenerabler Kraftträgern sind erwünscht:

– Aufnahme von Zug-, Druck und Scherkräften über einen Zeitraum von Wochen bis Monaten, um bei der Refixation von Bän-

dern, Knorpel oder Knochen die erforderliche Stabilität zu gewährleisten
- Abbau durch den Organismus
- keine übermäßige Quellung des Materials beim Abbau
- kalkulierbare Geschwindigkeit beim Abbau, die unter keinen Umständen zu hoch sein darf, um neugebildetem Gewebe die Möglichkeit zu geben, das aufgelöste Material zu ersetzen
- neugebildetes Gewebe sollte dem Band, Knorpel oder Knochen funktionell entsprechen
- das Material bzw. seine Abbauprodukte dürfen weder toxisch noch teratogen sein
- entzündliche Reaktionen auf das Material und seine Abbauprodukte dürfen nur ein begrenztes Ausmaß annehmen
- Pharmakodynamik müssen bekannt und unbedenklich sein
- Sterilisierbarkeit
- Möglichkeit zur Schneidbarkeit, plastischen Verformung und Anpassung
- Produktion in vertretbarem Preis-Leistungs-Verhältnis.

Dies verdeutlicht, daß ein einsatzfähiges biodegenerables Implantatmaterial einer Vielzahl von Anforderungen gerecht werden muß. Um die oben beschriebenen Biomaterialien mit ihren typischen Eigenschaften den Erfordernissen anzupassen, ist eine Reihe von Stoffen in vitro und in vivo auf eine mögliche Verwendung untersucht worden. Viele dieser Materialien erwiesen sich jedoch bald für einen klinischen Einsatz als unbrauchbar. Der Grund hierfür war v. a. ein ungünstiges Resorptionsverhalten bei zu kurzer Abbauzeit verbunden mit einem schnellen Festigkeitsabfall der Implantate. Außerdem zeigten einige Präparate mangelnde mechanische Basiseigenschaften.

1.9   Materialbeschreibung und Herstellungsverfahren für Stifte und Schrauben aus SR-Polyglykolid (Biofix)

Das Rohmaterial des Biofix-Stiftes und der Schraube besteht aus absorbierbarem, gewebeverträglichem Polyglykolid, welches seit 1970 als chirurgisches Fadenmaterial unter dem Handelsnamen Dexon weltweit eingesetzt wird.

Allerdings zeigt Polyglykolid alleine als Rohmaterial nur beschränkte mechanische Eigenschaften (84). Daher wurde nach Verbesserung der Primärfestigkeit gesucht und ein selbstverstärktes Komposit (SR: self-reinforced) hergestellt. In diesem Fall versteht man darunter ein Polymer, bei dem Verstärkungsmaterial und innere Matrix aus demselben Stoff bestehen (75, 77).

Selbstverstärktes (SR-)Polyglykolid imponiert als zähes, kräftiges und hartes Material. Diese Eigenschaft beruht auf dem besonderen, patentierten Herstellungsverfahren, welches von Törmälä und seiner Arbeitsgruppe entwickelt worden ist, bei dem zwei Wege beschritten werden (76): Zum einen ist dies die Methode der sog. Kompressionssinterung, bei der parallele oder geflochtene Polyglykolidfäden unter thermischer Behandlung zu einem Verbund zusammengepreßt werden (Abb. 10). Zum anderen das Ziehen des Materials aus einem Stab aus Ho-

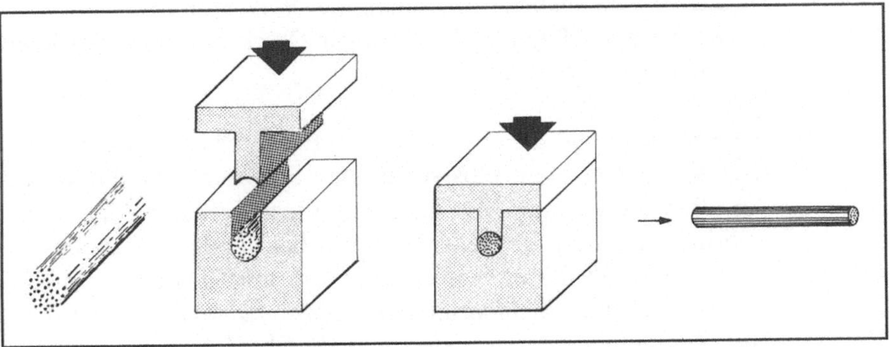

Abb. 10.   Kompressionssinterung

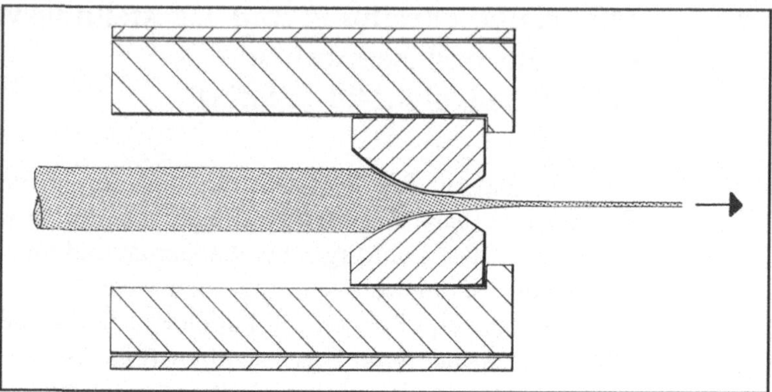

Abb. 11.   Zugmethode aus Homopolymer

mopolymer, ebenfalls unter thermischer Einwirkung (Abb. 11). Dabei wird jeweils die sphärische Kristallinstruktur zu einer selbstverstärkten Struktur umgewandelt.

Die Strukturierung des Materials durch Zug kann auch bei niedriger Temperatur erfolgen. Dabei wird das Polymer aus der Gelstruktur durch Zug und Pressung zu einer selbstverstärkten Struktur umgewandelt. Theoretisch sind noch weitere Möglichkeiten zur Erzeugung einer selbstverstärkten Form des Polyglykolids denkbar:

– Gießen der geschmolzenen Polymermatrix in eine Form mit innenliegenden Fasern
– Ziehen und schnelle Abkühlung der Polymermasse
– Rollen eines Polymerblockes unter Druck in Längsausrichtung zur Polymerstruktur.

Die Struktur und die physikalischen Eigenschaften des auf diese Weise entstandenen selbstverstärkten Polymers sind ähnlich, da in allen Fällen eine Mischung aus nichtfibrillärer Matrix und fibrillären Fasern entsteht. Während bei der Kompressionssinterung die fibrillären Fasern teilweise miteinander verbunden werden, ohne ihre ursprüngliche Form zu verlieren, wird bei der Zugmethode die vorliegende nicht-fibrilläre Struktur in eine neue partielle Fibrillenstruktur umgewandelt. Heute kommt die erste Methode bei der Herstellung des SR-PGA und die zweite Methode bei der Produktion von SR-PLLA zur Anwendung.

Die Besonderheit des SR-PGA ist, daß es in bezug auf die Festigkeitswerte den mechanischen Eigenschaften des Knochens sehr nahe kommt. Dies wird häufig mit dem Begriff "Isoelastizität" umschrieben. Biofix-Stifte zeigen bei Implantation initial eine hohe mechanische Belastbarkeit. Dabei werden die Biegesteifigkeit für einen 3,2 mm SR-PGA-Stift mit 360 MPa, das Biegemodul mit 12 GPa und die Schersteifigkeit mit 220 MPa, für einen SR-PLLA-Stift mit 250 MPa bzw. 96 MPa angegeben (Tabelle 1; 77). Die Werte schwanken etwas je nach Abmessungen und Herstellungsverfahren des Materials. Die mechanische Festigkeit für die dickeren Stifte geht innerhalb von 40 bis 50 Tagen zurück. Kleinere Durchmesser verlieren ihre Festigkeit in 30 bis 40 Tagen.

Die Ausgangsfestigkeit des Biofix-Stiftes ist etwa 20 bis 30-fach so hoch wie die des spongiösen Knochens. Dadurch wird es möglich, Frakturen im spongiösen Bereich mit diesem Material zu stabilisieren, auch wenn die Sicherung der Reposition zunächst vorsichtshalber mit einem Gipsverband erfolgen muß. Dies liegt jedoch mehr an der Form des Stiftes ansich als am Material. Eine wesentliche Verbesserung der Situation ist mit Einführung der Schraube aus SR-Polyglykolid eingetreten. Die Abnahme der Festigkeit des bioresorbierbaren Materials geht im spongiösen Bereich mit dem Fortschreiten der Knochenheilung einher.

Die Schraube aus SR-Polyglykolid zeigt herstellungstechnisch bedingt Preßfahnen, die bei der Implantation und beim Einschrauben infolge Reibung den Eindrehwiderstand erhöhen. Die Abmessungen der jetzt in der Klinik vorliegenden Schrauben entsprechen in Gewindesteigung und Durchmesser etwa der 4,5 mm Kortikalisschraube der AO, wobei geringfügige Abweichungen durch das Herstellungsverfahren bedingt sind.

2 Hinweise zum klinischen Einsatz von SR-Polyglykolid-Stiften und Schrauben

2.1 Stifte aus SR-Polyglykolid

2.1.1 Indikationen

Mehrere Arbeitsgruppen haben sich mit der Erprobung sinnvoller Indikationen für die Verwendung von SR-Polyglykolid-Stiften am Menschen beschäftigt. Der Durchmesser der Stifte betrug je nach Implantationsort 1.5, 2.0, 3.2 und 4.5 mm. Ohne den Anspruch auf Vollständigkeit wurden bisher nach Literaturangaben derartige Osteosynthesen allein oder in Kombinationen mit anderen Techniken durchgeführt:

- Innen- und Außenknöchelfrakturen, $\varnothing$ 3.2 od. 4.5 mm (14, 22, 47, 66)
- Frakturen am am Radusköpfchen, $\varnothing$ 3.2 mm und am distalen Radius, $\varnothing$ 2.0 mm (38, 39)
- Osteochondrale (Flake)-Frakturen, $\varnothing$ 2.0 mm (73)
- Ellenbogenfrakturen bei Kindern, $\varnothing$ 1.5 und 2.0 mm (41)
- Epiphysenfrakturen des distalen Humerus bei Kindern, $\varnothing$ 1.5 mm (50)
- Stabilisation der Chevron-Osteotomie bei Hallux-valgus-Operation $\varnothing$ 1.5 und 2.0 mm (62)

Eigene Erfahrungen besitzen wir mit Biofix-Stiften bei Flake-Frakturen an unterschiedlichen Gelenken, hier besonders im Kniegelenk. Bei einzelnen Operationen wurden Biofix-Stifte zur temporären Arthrodese am Akromioklavikulargelenk zusammen mit einer Maxon-Fäden-Zuggurtung eingesetzt oder zur Fixation von Fragmenten zum Beispiel im Bereich der Metatarsalia oder kleiner Gelenke.

Die Indikationen zum Einsatz von Biofix-Stiften werden aber in neuerer Zeit ständig ergänzt, da mit einer steigenden Zahl von Anwendern auch die Erfahrungen mit dem Implantat wachsen. Positiv hat sich dabei ausgewirkt, daß der Stift gemäß unseres Vorschlags von 1987 (1. Ulmer Trainingskurs) jetzt einen leicht ovalen Querschnitt besitzt, was die Verklemmung des Stiftes im Bohrloch und damit eine Verbesserung der primären Festigkeit bedeutet. Auch wurde der Farbstoff entfernt, der vermutlich die Ursache für die von mehreren Autoren beobachteten Wundheilungstörungen war (38, 63, 73). Insgesamt wurden 1990 weltweit ca. 10000 Operationen mit Biofix-Stiften vorgenommen.

2.1.2   Implantationstechnik

Narkose bzw. Betäubungsverfahren sind für eine Operation mit SR-Polyglykolidmaterial nicht relevant. Zu beachten ist, daß während der Implantation eine Blutleere oder zumindest eine Blutsperre an der Extremität angelegt werden kann. Bei Knochenbrüchen muß nach mechanischer und hydrodynamischer Reinigung der Frakturflächen eine saubere, anatomische Reposition erfolgen. Danach sind die Fragmente mit einer Haltezange zu stabilisieren und zu komprimieren. Dies ist von entscheidender Bedeutung, da ein echtes Zugschraubenprinzip zur Kompression weder mit dem Biofix-Stift noch mit der -Schraube in adäquater Weise möglich ist. Dennoch läßt sich manche Reposition mit dieser Art Fixation halten. Voraussetzung ist, daß eine genügend hohe Friktion zwischen den Fragmenten gegeben ist und die Zugbelastung nicht allzu hoch ist. Diese Bedingungen finden sich v. a. im metaphysären Bereich. Wird ausschließlich mit Biofix-Stiften gearbeitet, so ist die Dislokation auf Zugbelastung nur durch ein gekreuztes Einbringen zu verhindern. Mehrfragmentfrakturen oder Brüche bei hochgradiger Osteoporose sind Kontraindikationen für die alleinige Verwendung der Biofix-Stifte.

Die reponierten Knochenanteile werden durch die eingebrachten Stifte gehalten, wenn diese in den vorgebohrten Kanälen verankert sind. Durch die Unterschiede zwischen gebohrtem, rundem Querschnitt und appliziertem, ovalem Stift treten Verklemmungs- und Reibungseffekte ein, die das Risiko der Fragmentverschiebung mindern. Auf eine exakte Bohrung muß in jedem Fall Wert gelegt werden, da die Festigkeit der Konstruktion in hohem Maße vom Kanalquerschnitt und von der Knochenbeschaffenheit abhängt. Der Ort des Einbohrens, die Richtung und der glatte Verlauf des Kanals sind ebenfalls enorm wichtig. Das Ausleiern des Bohrlochs, eine Änderung der geplanten Bohrrichtung sowie das Bohren eines neuen Lochs sind möglichst zu vermeiden. Die Repostion der Fragmente muß über den gesamten Zeitraum der Implantation mit der Faßzange gehalten werden. Die Öffnung des Bohrkanals sollte frei von Weichteilgewebe sein, bevor das Material eingebracht wird.

Für die Implantation der Stifte steht ein spezieller Applikator zur Verfügung. Nach Bohren des Kanals wird der im Applikator steckende Stift eingeführt und mit leichten Hammerschlägen nach vorne getrieben (Abb. 12, 13). Der eventuell überstehende

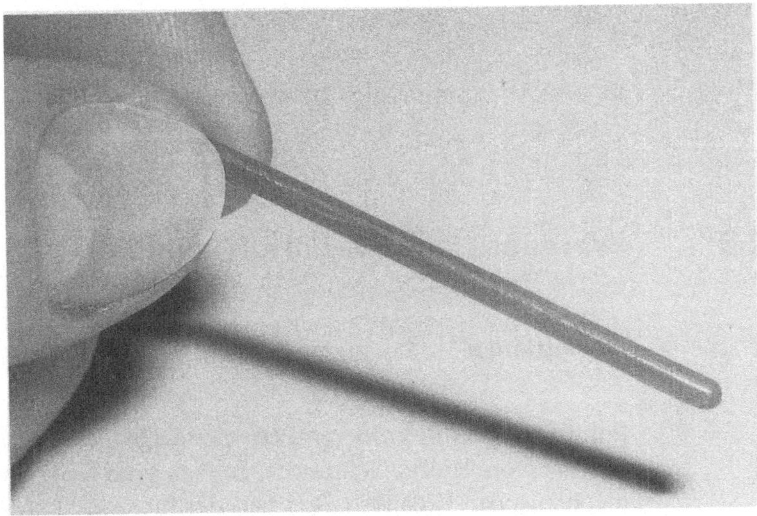

Abb. 12.   Biofix-Stift

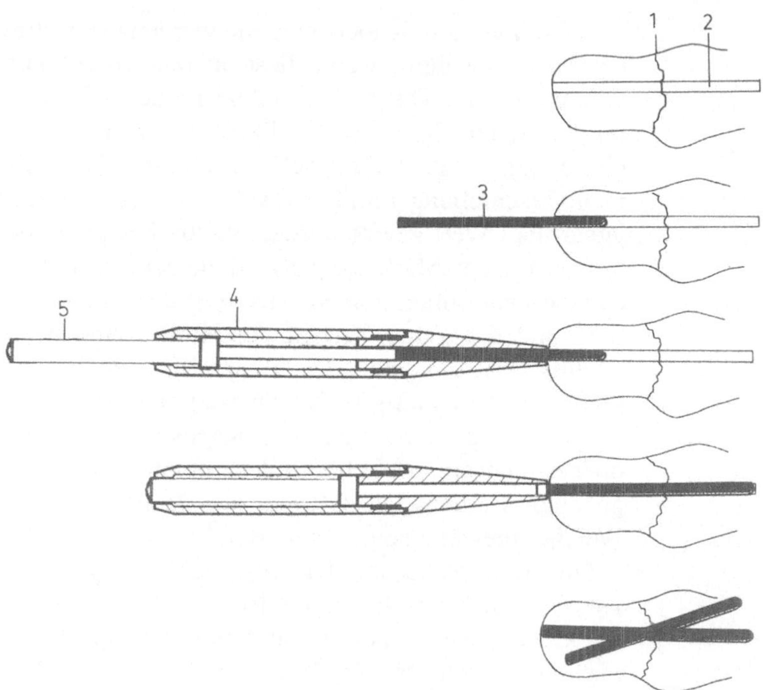

Abb. 13.   Instrumentarium zur Applikation von Biofix-Stiften im Knochen. *1* Fraktur-spalt, *2* Bohrloch, *3* Biofix-Stift, *4* Einschlaginstrument, *5* Vorschlagstempel

Rest wird thermisch im Niveau mit dem speziellen Kauter ab-getragen.

2.2   Schrauben aus SR-Polyglykolid

2.2.1   Indikationen

Publikationen mit größeren Patientenzahlen über den klinischen Einsatz von Biofix-Schrauben fehlen bisher. In Kenntnis der mechanischen Eigenschaften und der biologischen Möglichkei-ten sehen wir bisher nach eigener Erfahrung folgende sinnvolle

Indikationen für die Verwendung von Biofix-Schrauben (6, 7, 32):

– Fixationen von kortikospongiösen Spänen, z.B. zur Überbrückung von Defektpseudarthrosen oder Knochendefekten nach Tumorextirpationen, wobei besonders die Infektsituation eine gute Indikation ist
– Fixation der Tuberositas tibiae nach Transposition im Rahmen von Operationen zur Korrektur einer habituellen Patellaluxation
– Refixation knöcherner Bandausrisse mit ausreichend großer Knochenschuppe
– Stabilisation von Frakturen des oberen Sprunggelenkes
– Stellschraube zur Sicherung der Syndesmosennaht am oberen Sprunggelenk
– Refixation des Innenknöchels, z.B. nach Osteotomie wegen Osteochondrosis dissecans oder anderen Prozessen am Talus.

2.2.2   Implantationstechnik

Generell ist zu beachten, daß die Festigkeit des Biofix-Schraubenkopfes nur geringe Kräfte zum Eindrehen zuläßt. Daher muß die Implantation äußerst subtil und den Materialeigenschaften angepaßt erfolgen. Es gelten die Richtlinien, die die Arbeitsgemeinschaft für Osteosynthesefragen für Operationen am Knochen erstellt hat. Nach Planung des Verlaufs und der Lokalisation des Bohrlochs wird dieses mit einem 3,2 mm-AO-Standardbohrer gebohrt. Anschließend wird die Länge der einzudrehenden Schraube mit dem AO-Längenmeßgerät bestimmt. Das Gewinde wird mit dem speziell für die Implantation von Biofix-Schrauben konzipierten Gewindeschneider vorgeschnitten (s. 2.3). Dabei ist der Gebrauch des 4,5 mm Gewebeschutzes dringend zu empfehlen, um neben der Gewebeschonung ein Abkippen des Instruments während des Schneidvorganges zu verhindern. Auf das korrekte Auswerfen von Knochenmaterial ist zu achten, am besten wird nach je 3 Umdrehungen eine halbe rückwärts ausgeführt (Abb. 14)

Ist eine Zugschraubenosteosynthese geplant, muß wie bei der Metallschraube das schraubenkopfnahe Fragment auf 4,5 mm

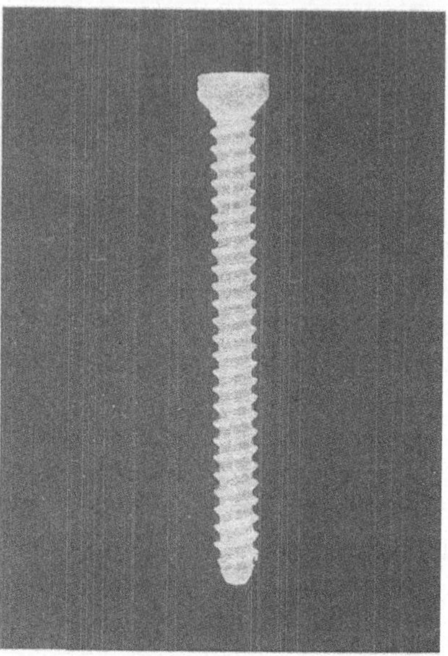

Abb. 14.   Biofix-Schraube, ähnlich der Großfragmentschraube der AO, Material SR-PGA, Durchmesser im Kern 3,1 mm, Gewinde 4,5 mm, in verschiedenen Längen erhältlich

aufgebohrt werden. Das eigentliche Eindrehen der Schraube soll mit viel Gefühl vorgenommen werden, da die Übergangszone des Schraubenkopfes zum Schaft nur eine geringe Torsionsfähigkeit aufweist. Kippbewegungen, forciertes Drehen oder Eindrücken können zum Bruch führen. Dabei gilt es zu beachten, daß die erforderliche Gewindelänge in einem sinnvollen Verhältnis zum Schraubenkopf und zum tragenden Schaft steht. Es ist unsinnig, im spongiösen Knochen 50 mm Schraubenlänge zur Fixation eines kortiko-spongiösen Spanes einzudrehen, da weder die Festigkeit des Schraubenkopfes noch die Belastbarkeit der Montage in einem ausgewogenen Verhältnis zueinander stehen. Auch für die Verankerung im kortikalen Knochen ist fast nie eine Gewindelänge über 30–35 mm erforderlich. Wir benutzen seit einiger Zeit nur noch Schrauben von 40 mm Länge,

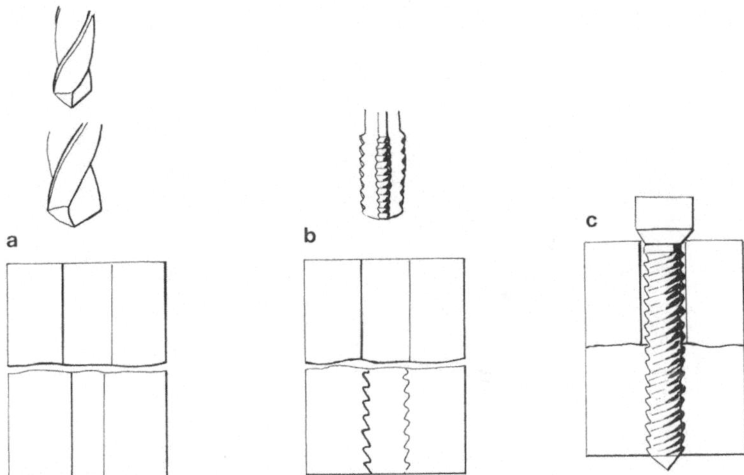

Abb. 15a–c. Biofix-Schraube als Zugschraube. **a** Anatomische Reposition der Fragmente, Bohren eines Gleitloches mit 4,5 mm und distal davon mit 3,2 mm. **b** Vorschneiden mit 4,5 mm Biofix-Gewindeschneider. **c** Die Schraube komprimiert die Frakturflächen. Die Last der Montage ipsilateral wird durch den Schraubenkopf aufgefangen und gesichert

die wir nach Bedarf mit dem Spezialkauter (Biofix Cut Shape Device, Designer) kürzen (Abb. 15, 16, 21).

Eine weitere Applikationsmöglichkeit ist die Implantation der Schraube im metaphysären Knochenbereich. Grundidee dieser Anwendung ist die Tatsache, daß im spongiösen Knochen eine Kompression der Frakturflächen zur Ausheilung nicht notwendig ist. Nach anatomisch exakter Reposition kann dabei ohne Nachteile auf das Gleitloch verzichtet und die Schraube im Sinne einer Stellschraube eingebracht werden. Der Vorteil dieser Methode ist, daß der Schraubenkopf nach Implantation nicht mehr benötigt wird und abgetrennt werden kann, was die Menge des für den Organismus zu resorbierenden Materials erheblich reduziert (Abb. 16).

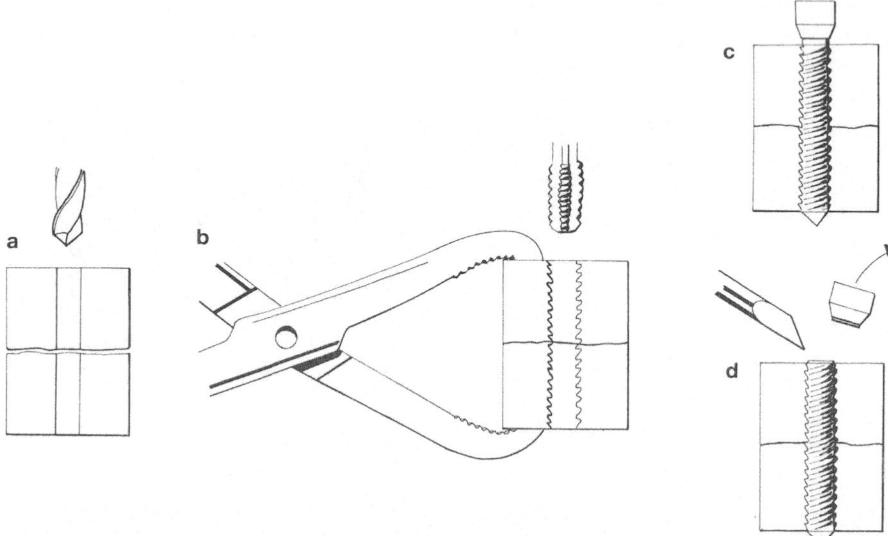

Abb. 16a–d. Biofix-Schraube als Stellschraube. **a** Wasserdichte Repostion der Fragmente, Bohren mit 3,2 mm. **b** Vorschneiden mit 4,5 mm Biofix-Gewindeschneider. **c** Keine Kompression, nur Adaptation der Frakturflächen. **d** Abtrennen des Schraubenkopfes sinnvoll. Verteilung der Belastung auf beide gewindetragenden Abschnitte der Schraube.

2.3   Instrumentarium zur Implantation von Biofix-Produkten

Für das Einbringen von Biofix-Stiften empfiehlt sich generell der Gebrauch des dafür gefertigten Applikators (Abb. 17). Dieser hat den Vorteil, daß ein dosiertes und kontinuierliches Vorschlagen möglich ist, wenn der Stift mit der Spitze in das Bohrloch eingesetzt ist.

Biofix-Schrauben benötigen einen speziellen Gewindeschneider und einen speziellen Schraubendreher. Der Schraubendreher ist deshalb wichtig, weil die Schwachstelle zwischen Schraubenkopf und -schaft einen besonderen Haltemechanismus zur besseren Kraftübertragung erfordert, den nur dieses Instrument gewährleistet (Abb. 18). Das restliche Instrumentarium zur Implantation entspricht dem AO-Standard.

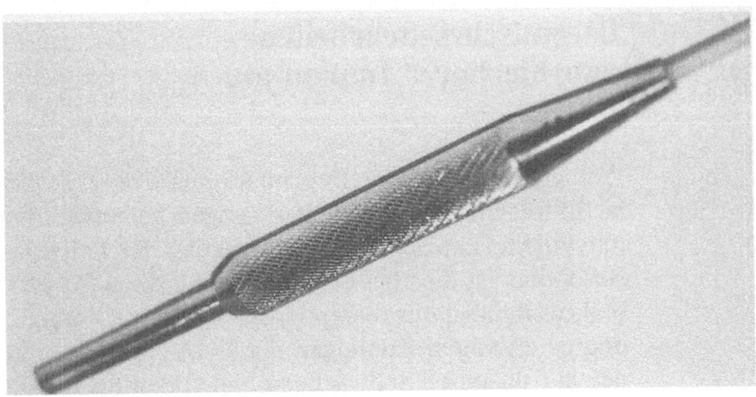

Abb. 17.   Biofix-Stift Applikator

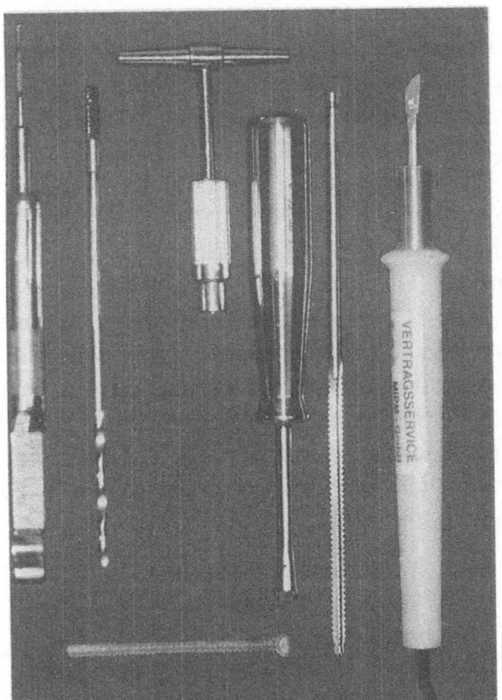

Abb. 18.   Benötigtes Instrumentarium zur Implantation von Biofix-Schrauben. *Von links nach rechts:* Längenmeßgerät, 3,2 mm-Bohrer, Knebel, spezieller Schraubendreher, spezieller Gewindeschneider, „Designer" (zum thermischen Abtrennen und Bearbeiten); *Unten:* Biofix-Schraube

2.4   Thermisches Bearbeiten resorbierbarer Implantate

Werden resorbierbare Implantate aus Polyglykolid und Poly-lactid mit mechanischen Werkzeugen behandelt, kommt es bereits makroskopisch zur Beschädigung des Polymer-Verbundes. Besonders ist dies bei den selbstverstärkten Polyglykoliden der Fall, weil dabei das resorptionshemmende Coating zerstört wird und es zu einem Freiliegen der PGA-Matrix kommt. Dies bedeutet frühzeitige Schwächung und vorzeitige Resorption. Unter Berücksichtigung der Schmelztemperatur von Polymeren, die sich ungefähr zwischen 120° und 240° bewegt, liegt die Schlußfolgerung nahe, diese Implantate ausschließlich thermisch zu bearbeiten, wenn sie gekürzt werrden müssen.

Die nachfolgenden Abb. 19 und 20 zeigen einerseits die Makrobefunde und andererseits rasterelektronenmikroskopische Aufnahmen für einen Biofix-Stift nach Abzwicken mit einer Zange, nach Sägen mit oszillierender Säge und nach Abtrennen mit einem Thermokauter. Hierbei sieht man, daß die thermische Bearbeitung die glattesten Schnittflächen ergibt.

Die obengenannten Befunde führten zur Entwicklung eines Thermokauters "Designer", mit dem Überstände von Biofix-Schrauben und -Stiften glatt im Knochenniveau abgetrennt werden können (Abb. 21 a). Das Gerät wurde vom Mammendorfer Institut für Physik und Medizin entwickelt. Es weist eine Aufheizzeit von 10 Sekunden auf, alle Bestandteile sind sterilisierbar. Die Spitze kann man auswechseln. Das gleiche Manöver ist allerdings auch mit einem handelsüblichen Einmalkauter durchführbar (Abb. 21b).

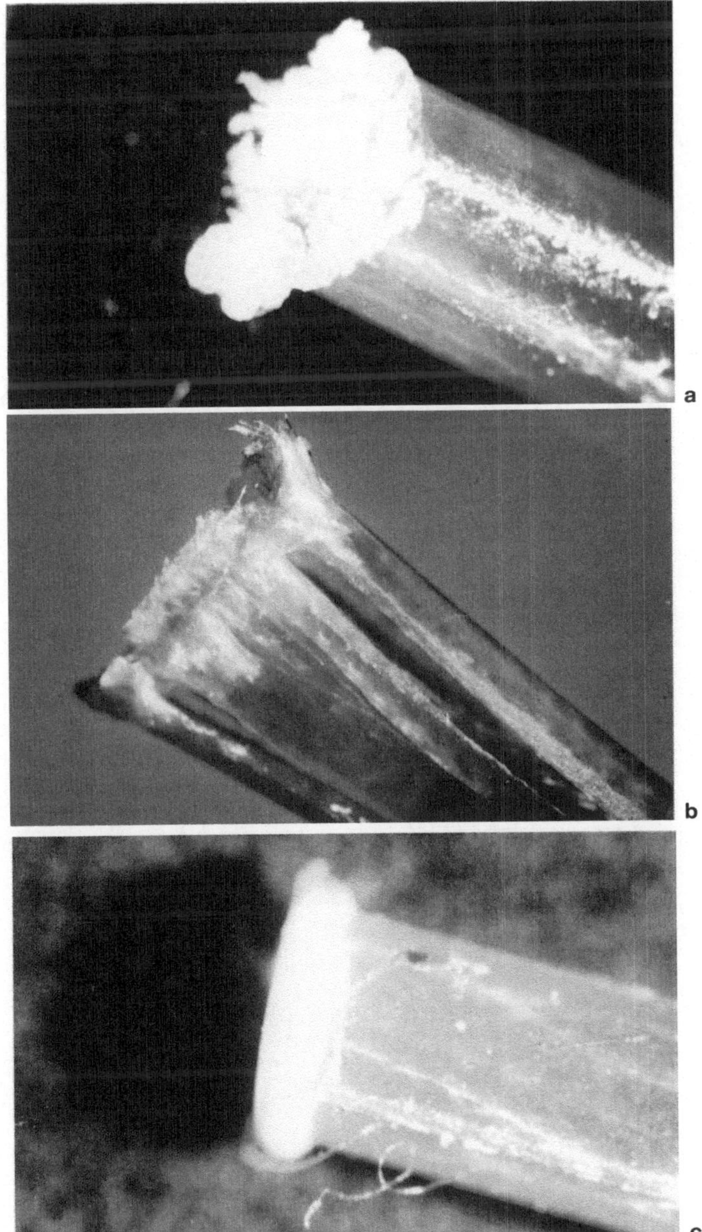

Abb. 19a–c. Makrobefunde nach **a** Sägen, **b** Zwicken und **c** thermischem Abtrennen eines Biofix-Stiftes

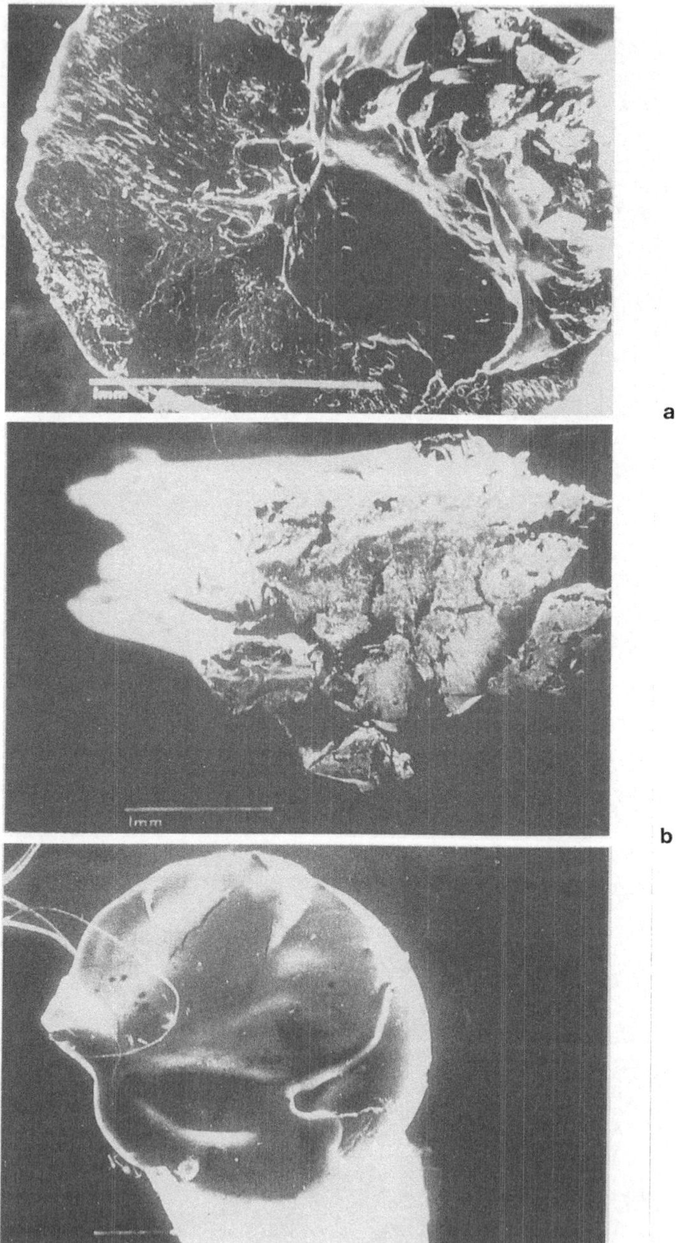

Abb. 20a–c. REM-Befunde nach **a** Sägen, **b** Zwicken und **c** thermischem Abtrennen eines Biofix-Stiftes

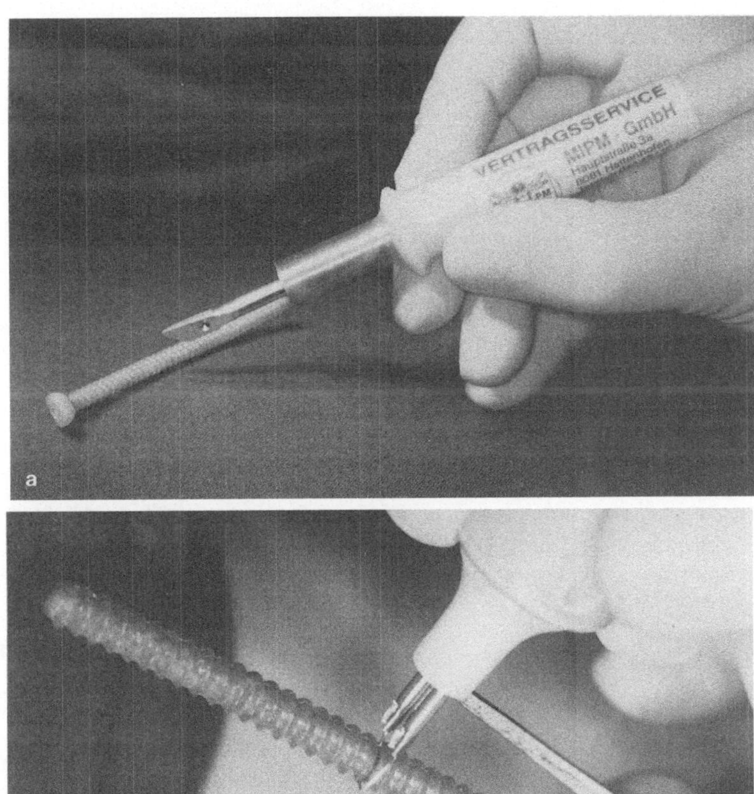

Abb. 21a,b. Möglichkeiten der thermischen Bearbeitung. **a** mit dem „Designer". **b** mit dem Einmalkauter

3 Klinische Anwendungsbeispiele

3.1 Refixation eines osteochondralen Fragmentes mit Biofix-Stiften

Osteochondrale Frakturen in großen Gelenken sind die eigentliche, klassische Indikation für die Anwendung von Biofix-Stiften. Nach Refixation heilen die Fragmente im spongiösen Knochen in der Regel gut ein. Nach dem anatomisch genauen Einpassen bedarf es lediglich der temporären Adaptation. Die Abb. 22 a–c zeigen eine posttraumatische Situation an der Patel-

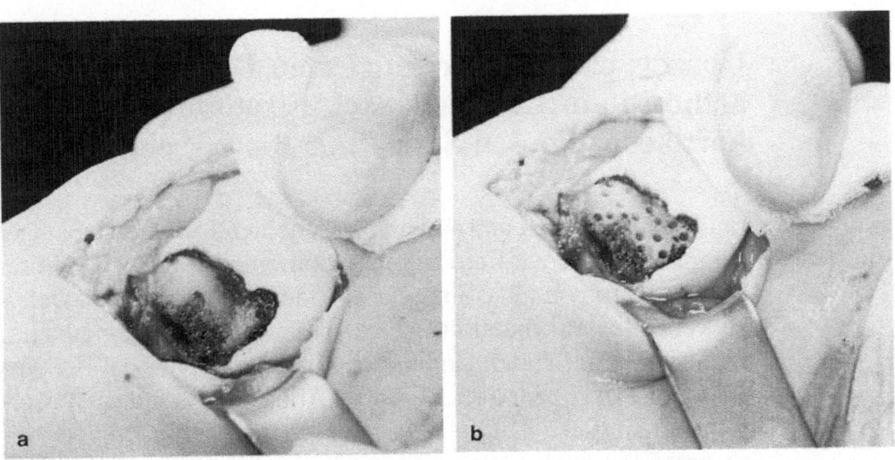

Abb. 22a,b. **a** Großer Knorpel-Knochen-Defekt der Patellarückfläche bestehend aus multiplen Fragmenten. Arthroskopische Refixation nicht möglich. **b** Pridie-Bohrungen der subchondralen Knochenlamelle

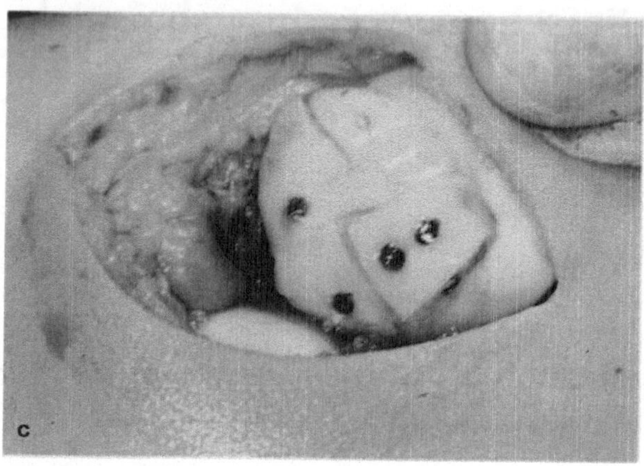

Abb. 22c.   c Refixation der Fragmente mit Biofix-Stiften (Ø 2,0 mm) unter zusätzlicher Verwendung von Fibrinkleber.

larückfläche mit großem osteochondralen Flake und die Vorgehensweise zur Refixation.

3.2   Überbrückung einer infizierten Defektpseudarthrose am Unterschenkel, Fixation eines kortikospongiösen Spans mit Biofix-Schrauben

Bei Pseudarthrosen und anderen knöchernen Defekten an langen Röhrenknochen wird die Implantation eines kortikospongiösen Spans empfohlen (54). Sinn dieser Maßnahme ist es, den Defekt zu verschließen, Stabilität zu gewinnen und den Durchbau zu erreichen. Eine andere Indikation für diese Späne ist der Verstärkungseffekt bei Arthrodesen. In Abb. 23 a–e ist das klinische Beispiel eines 22-jährigen Patienten mit infizierter Pseudarthrose der Tibia nach Plattenosteosynthese dargestellt.

Diese Situation ist die ideale Indikation zur Verwendung von bioresorbierbaren Schrauben auch bei Infekten. Der knöcherne Span benötigt zur Fixation keine absolute Stabilität, da in der

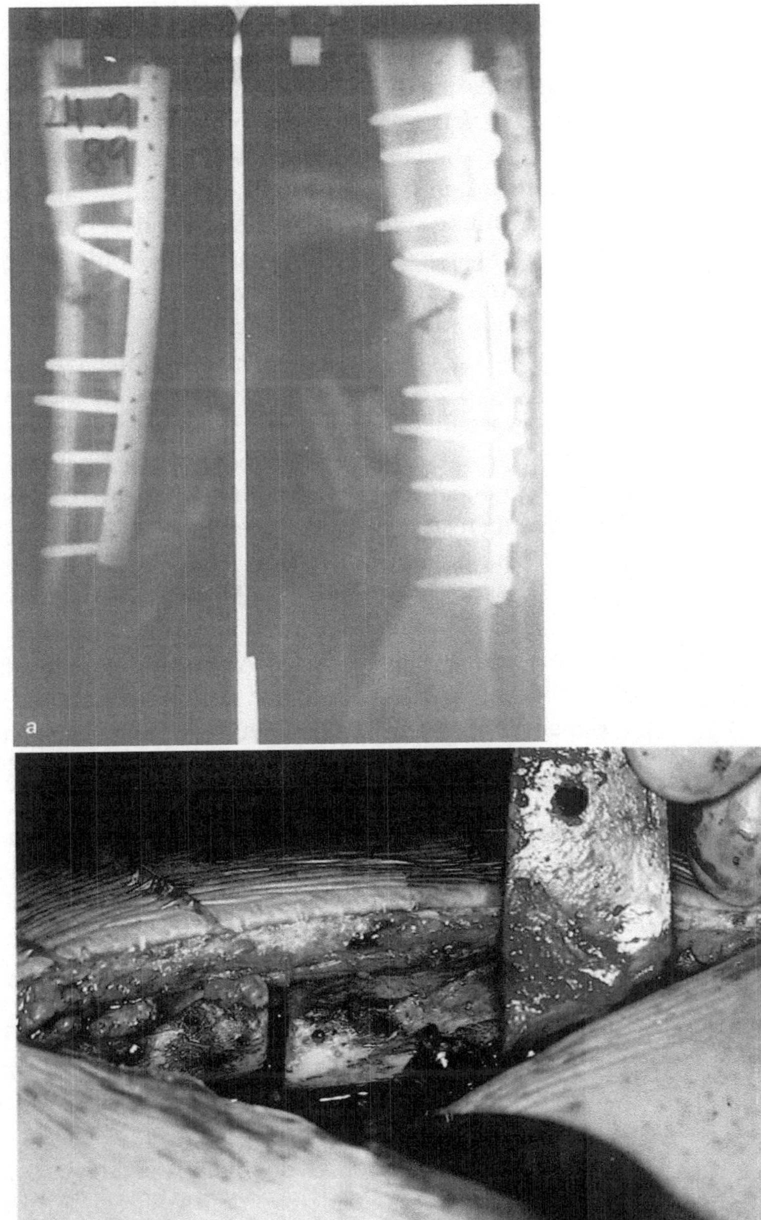

Abb. 23a,b. **a** Infizierte Pseudarthrose der Tibia mit Varusstellung von 15° **b** Operationssitus mit vorbereitetem Transplantatlager und kortikospongiösem Span

Regel die kortikale Gegenseite auftretenden Zugkräften Widerstand entgegenbringen kann. Außerdem ist der Hauptaspekt der Spanimplantation die Anregung der Durchblutung im Transplantatbett. Die Verwendung bioresorbierbarer Schrauben bietet in diesen Fällen, außer daß eine Zweitoperation zur Metallentfernung entbehrlich ist, den Vorteil, daß die Implantation des Spanes beim Infekt kein zusätzliches Metall benötigt.

Ein kortikospongiöser Span kann vom vorderen oder hinteren Beckenkamm gewonnen werden. Seine Größe sollte die folgenden Maße nicht unterschreiten: eine Länge von 3 cm, eine Breite von 1,2 cm und eine Tiefe von 0,5 cm. In den Span werden extern 2 Löcher mit einem Durchmesser von 4,5 mm gebohrt. Anschließend wird der Span auf die zu überbrückende Spalte aufgelegt. Mit der Steckbohrbüchse werden in die Kortikalis 2 Knochenkanäle von 3,2 mm eingebracht. Nach Messen der Schraubenlänge wird das Gewinde 4,5 mm vorgeschnitten und die Schraube 5 mm kürzer als gemessen eingebracht. Der Span kann kortikokortikal, kortikospongiös oder spongiospongiös angelegt werden. Dies hängt von Lokalisation, Stabilitätserfordernis und der biologischen Aktivität des Transplantatlagers ab.

Bei ausreichender Weichteildeckung kann der Span ohne weitere Maßnahmen an die periostale Fläche des Knochens fixiert werden. Bei einer nur geringen Weichteildeckung jedoch empfiehlt es sich, zuerst ein formschlüssiges Lager für den Span auszumulden.

3.3 Lateraler Einbau eines kortikospongiösen Spans bei Arthrodesen des oberen Sprunggelenkes

Im Rahmen von Arthrodesen des oberen Sprunggelenkes können Biofix-Schrauben verwendet werden. Während Partio et al. ausschließlich Biofix-Schrauben für diesen Eingriff verwenden (60), fügen wir nur einen lateralen kortikospongiösen Span nach Resektion der distalen Fibula an (Abb. 24 a–f).

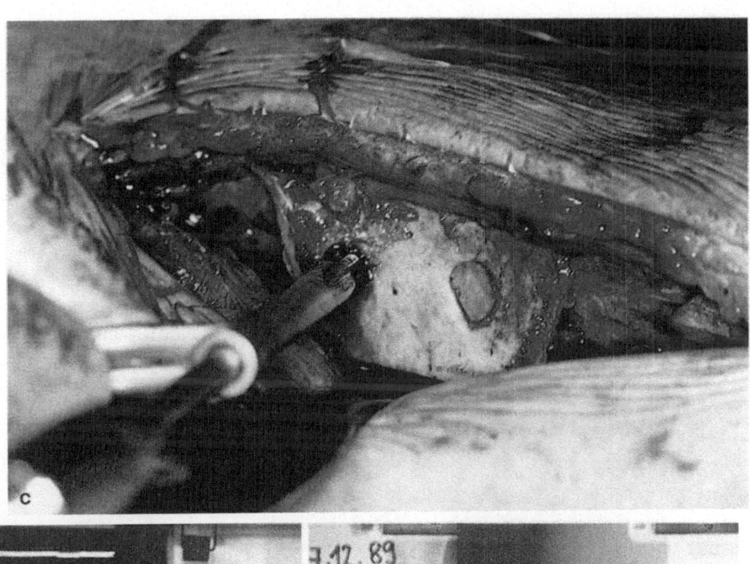

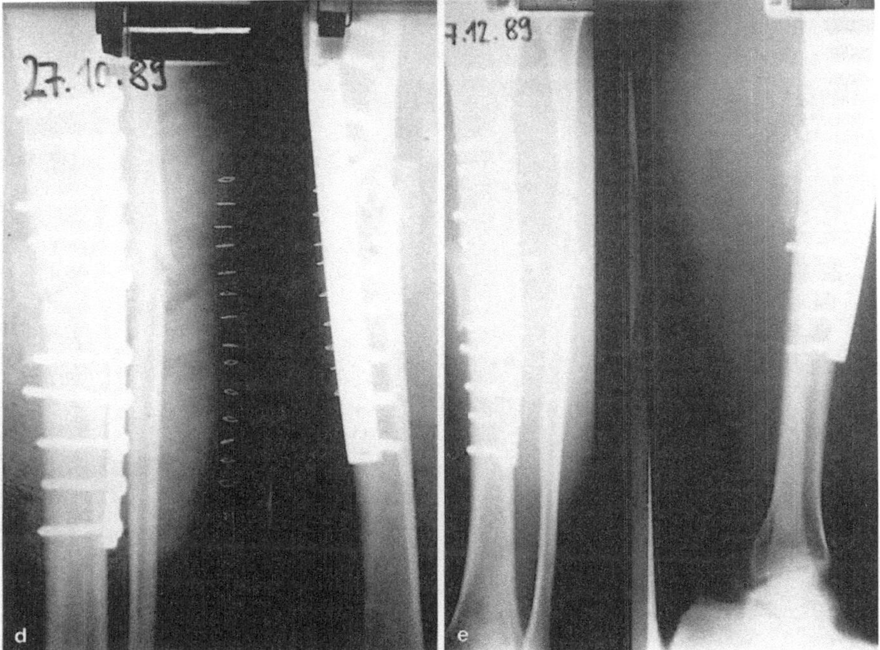

Abb. 23c–e. c Eingebrachter Span im Situs mit Schneiden des Gewindes am zweiten Loch. d Postoperatives Ergebnis nach Biegen der Platte und Einbringen des Spans über separate mediale Inzision e Röntgenergebnis 8 Wochen nach Operation, beginnender Durchbau der Fraktur

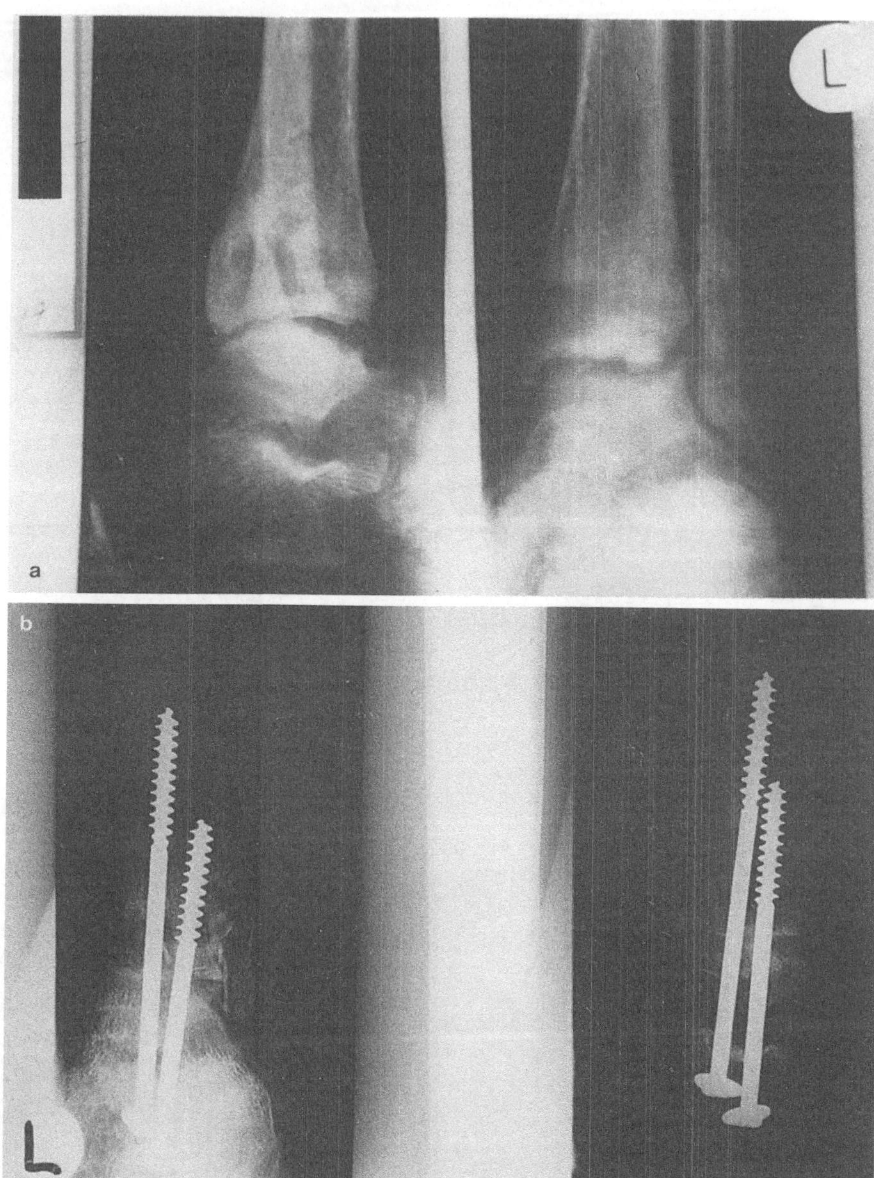

Abb. 24a,b. **a** Schwere Entkalkung des Knochens, chronisches Gelenkempyem nach Infektion bei OSG-Fraktur. **b** Postoperatives Röntgenbild, Resektionsarthrodese
des OSG mit Transfixation von plantar unter Verwendung von Großfragment-
spongiosaschrauben und lateraler Apposition eines kortikospongiösen Spanes
mit Biofix-Schrauben.

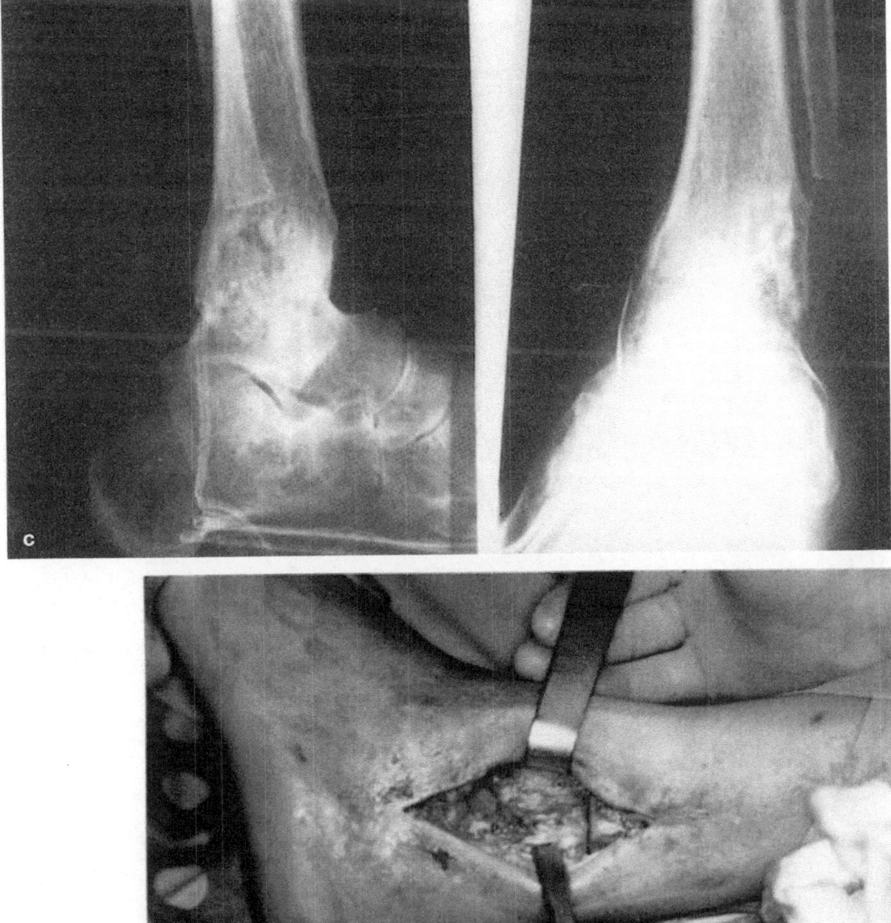

Abb. 24c,d.   **c** Röntgenbild 9 Monate postoperativ, nach Metallentfernung reizloser Einbau des kortikospongiösen Spans. **d** oberes Sprunggelenk nach Resektion der Fibula.

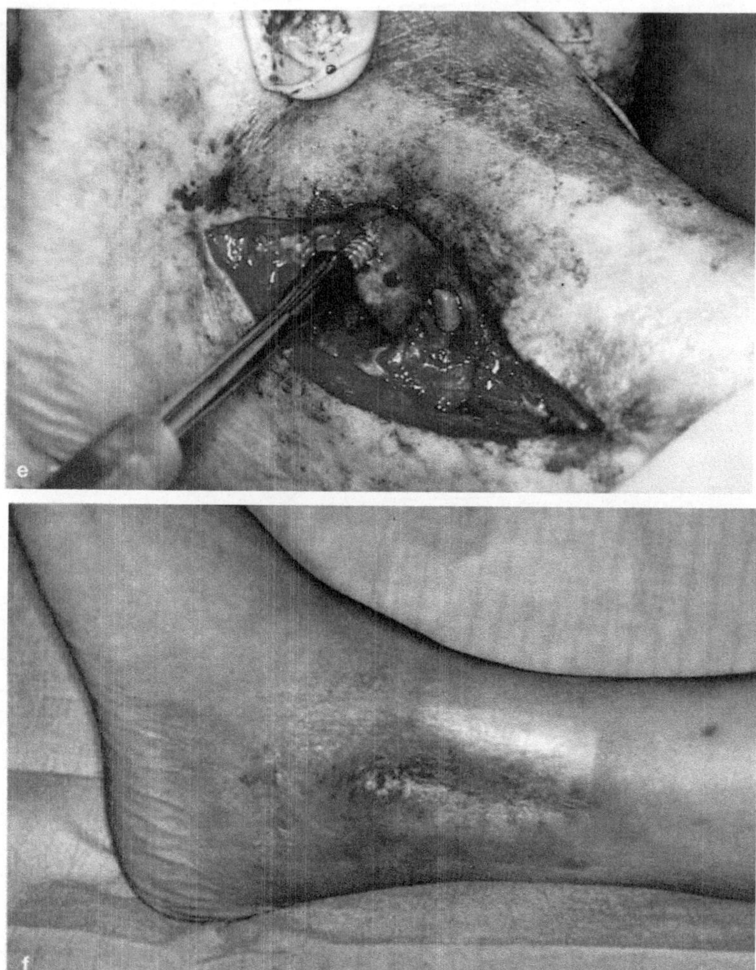

Abb. 24e,f. e Gelenküberbrückende Implantation des kortikospongiösen Spans. f Weichteilverhältnisse 9 Wochen postoperativ

3.4   Technik der Operation von Frakturen des oberen Sprunggelenkes mit Biofix-Schrauben

3.4.1   Schraubenosteosynthese der Fibula

Für die Biofix-Osteosynthese der Frakturen des oberen Sprunggelenkes (OSG) eignen sich im Prinzip die Typen B und C. Der Typ A dürfte wegen des zu erwartenden kleinen Spitzenfragmentes des Außenknöchels nicht für eine Schraubenapplikation in Frage kommen. Die Schraube soll nach dem Stellschrauben- und nicht nach dem Zugschraubenprinzip eingebracht werden. Vorausssetzung für ein Gelingen des Eingriffs ist die wasserdichte Reposition der Fraktur und das Fixieren der Fragmente mit einer Haltezange bis zum Eindrehen der Schraube. An der Fibula ist bei dieser Osteosyntheseform keine zweite Schraube notwendig, da die Rotationsstabilität durch den schrägen Frakturlinienverlauf geährleistet ist. Eine maximale Kompression der metaphysären Frakturen ist entbehrlich, da Brüche im spongiösen Bereich nach Adaptation der Frakturflächen schnell heilen.

3.4.2   Syndesmosenstellschraube am oberen Sprunggelenk

Syndesmosenrupturen treten als isolierte Verletzung, im Rahmen von Maison-Neuve-Frakturen und bei Außenknöchelbrüchen auf. Hierbei ist zu differenzieren, ob die Membrana interossea rupturiert ist oder nicht. Jede Syndesmosenruptur muß operiert werden, da sonst ein anatomiegerechter Gabelschluß nicht mehr gewährleistet ist. Nach Naht des Bandes erfolgt i. allg. die sechswöchige Sicherung mit einer Syndesmosenstellschraube.

Für alle oben beschriebenen Verletzungsarten kann statt aus einer Metallschraube eine Schraube aus Polyglykolid verwendet werden. Bei der Operation muß das rupturierte Syndesmosenband genau dargestellt werden. Anschließend erfolgt die paßgenaue Reposition der Knöchelgabel unter Sicht und die Fixation derselben mit einer großen Repositionszange. Es wird ein

Schraubenkanal mit 3,2 mm Durchmesser in Fibula und Tibia gebohrt. Hierbei muß berücksichtigt werden, daß von latero-dorsal nach ventromedial gebohrt wird. Danach erfolgt das Gewindeschneiden und Ausmessen der Schraubenlänge, die erfahrungsgemäß 35–45 mm beträgt. Die Schraube sollte bis an den Rand der Gegenkortikalis in der Tibia reichen. Erst nach dem Eindrehen der Schraube und Kürzen des Überstandes mit dem Thermocutter soll die Repositionszange entfernt werden (Abb. 25–28).

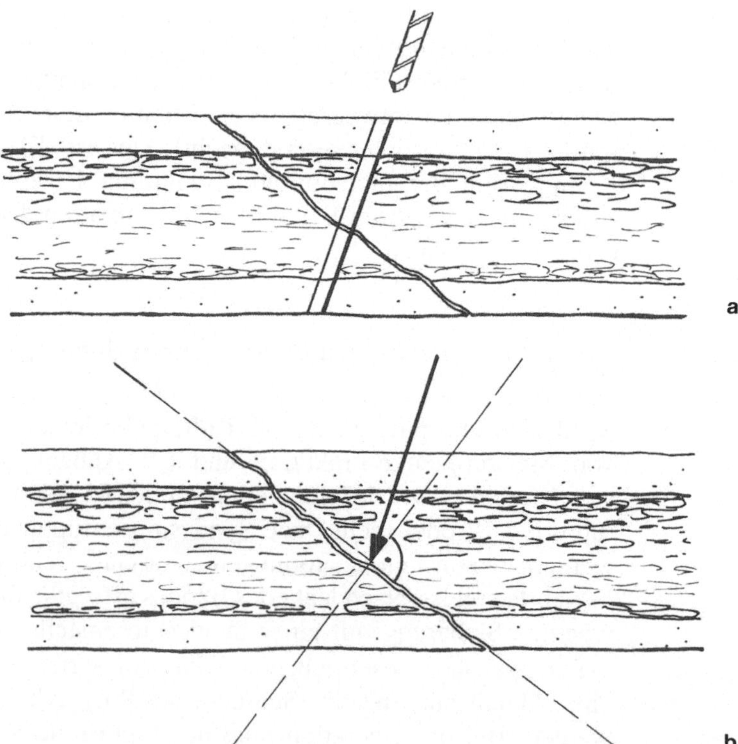

Abb. 25a,b. Stellschraubenprinzip mit Biofix. **a** Bohrung eines 3,2 mm Loches auf der Winkelhalbierenden von Frakturlinie und dem Lot auf der Frakturlinie. **b** Bohrrichtung.

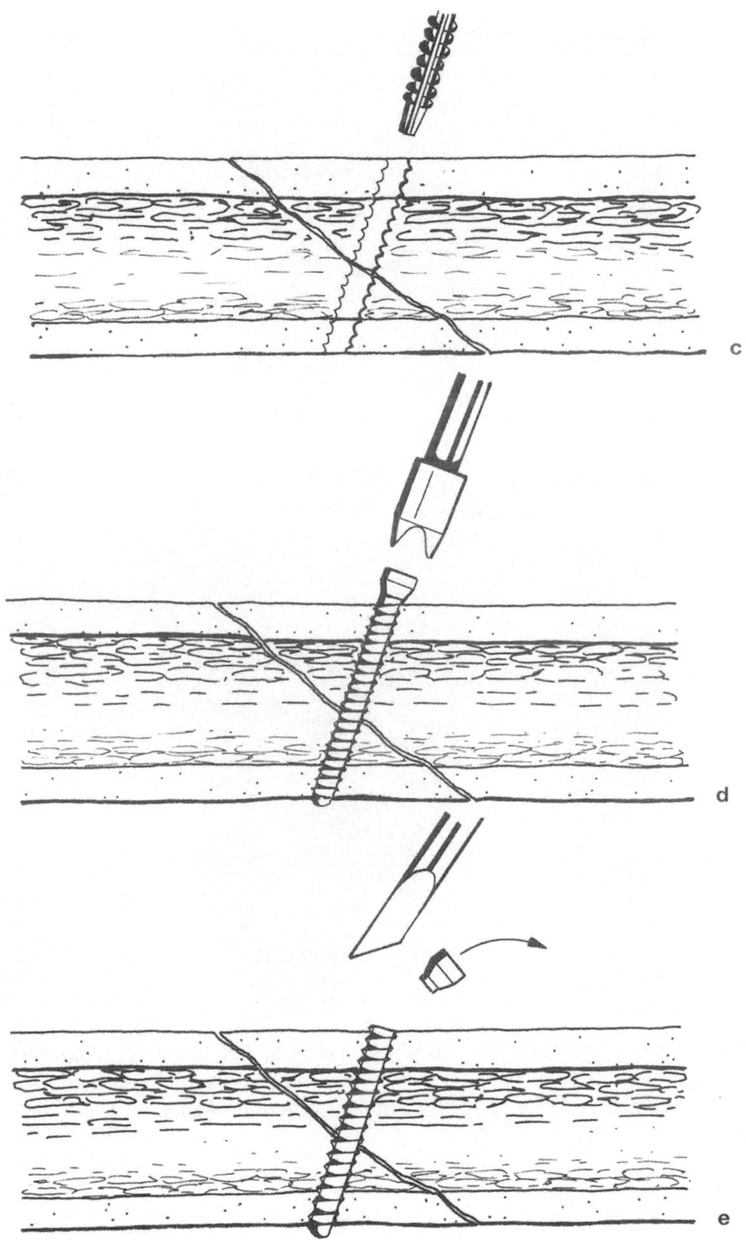

Abb. 25c–e. **c** Gewindeschneiden mit 4,5-mm-Spezialinstrument und Messen der Schraubenlänge. **d** Eindrehen der Schraube. **e** Kürzen des überstehenden Schraubenanteils mit Thermocutter Designer

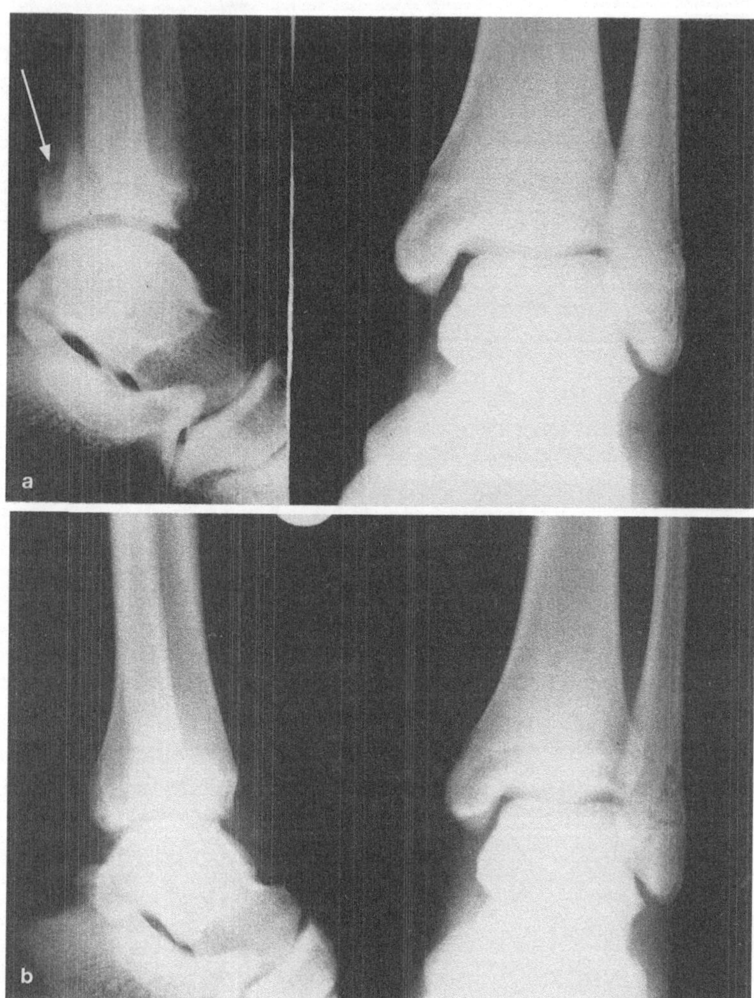

Abb. 26a,b. **a** Röntgenbild einer OSG-Fraktur Typ Weber B mit (→) Verschiebung bzw. Verkürzung der Fibula. **b** Postoperatives Röntgenbild nach Biofix-Schraubenosteosynthese, deutlich sichtbarer Schraubenkanal

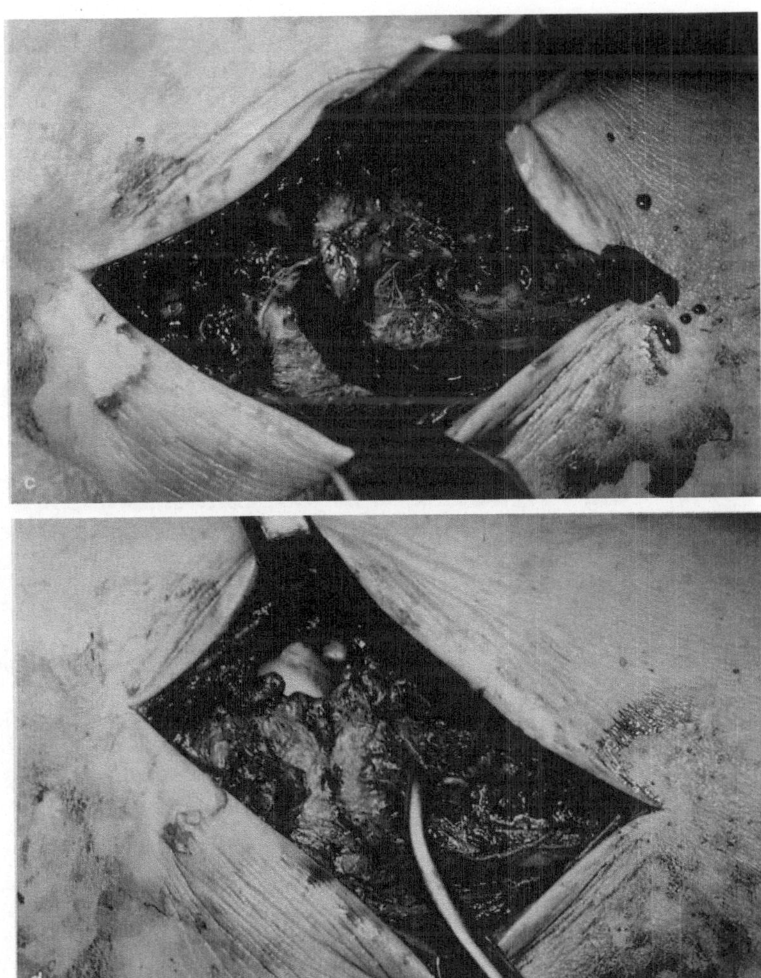

Abb. 26c,d. **c** Intraoperatives Bild einer OSG-Fraktur Typ Weber B links mit typischem Frakturverlauf. **d** Reposition mit Weber-Haltezange

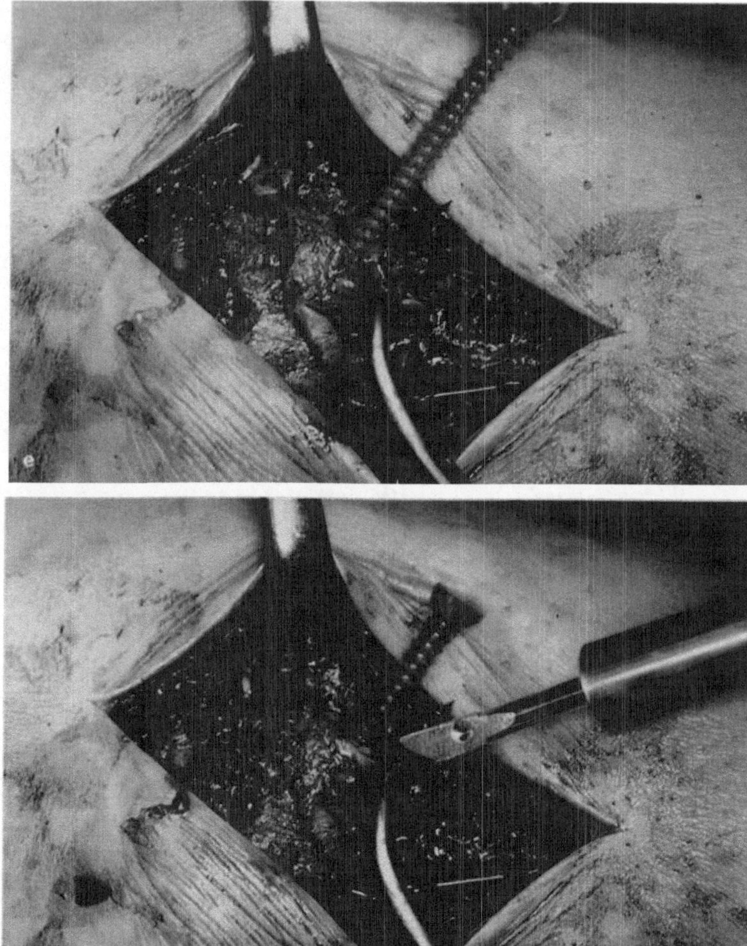

Abb. 26e,f. e Eindrehen der Biofix-Schraube. f Abtrennen des überstehenden Schraubenanteils mit Thermocutter. Die Haltezange bleibt bis zum Abschluß der Osteosynthese am Knochen

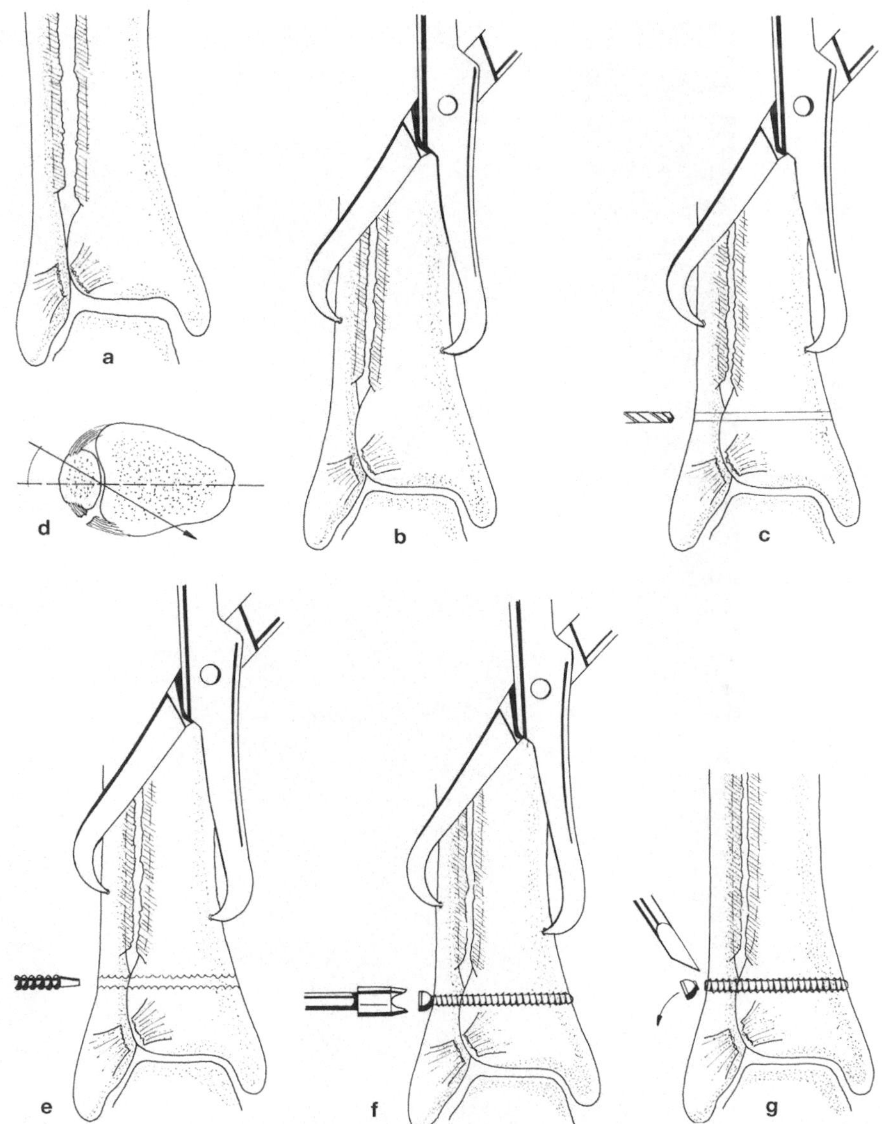

Abb. 27a–g. a Darstellen der Syndesmosenruptur. **b** Reposition der Knöchelgabel mit großer Haltezange. **c** Bohrung mit 3,2 mm bis zur medialen Kortikalis der Tibia und Abmessen der Schraubenlänge. **d** Zu beachten ist die Richtung des Bohrkanals 30° nach ventromedial. **e** Vorschneiden des Gewindes 4,5 mm. **f** Eindrehen der Schraube. Dann erst darf die Repositionszange gelöst werden. **g** Abtrennen des Überstandes.

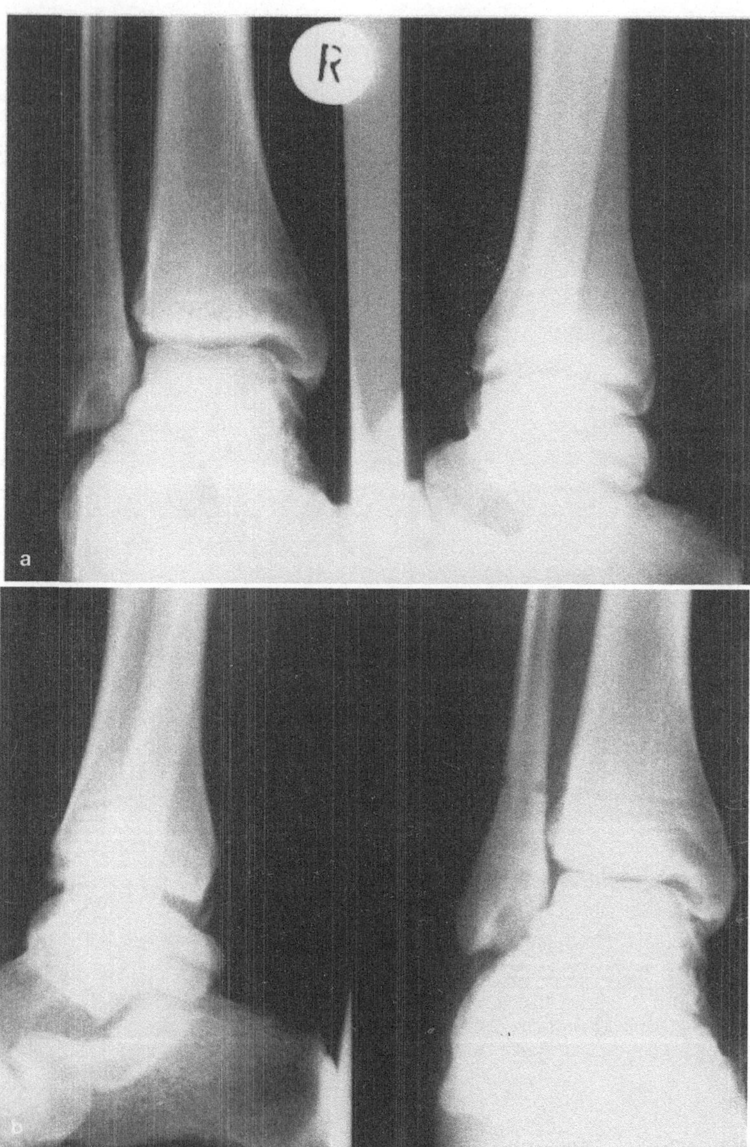

Abb. 28a,b. **a** Präoperatives Röntgenbild einer isolierten Syndesmosenruptur des rechten Sprunggelenkes. **b** Postoperatives Bild nach Syndesmosenschraube Biofix. Der Schraubenkanal ist deutlich zu erkennen

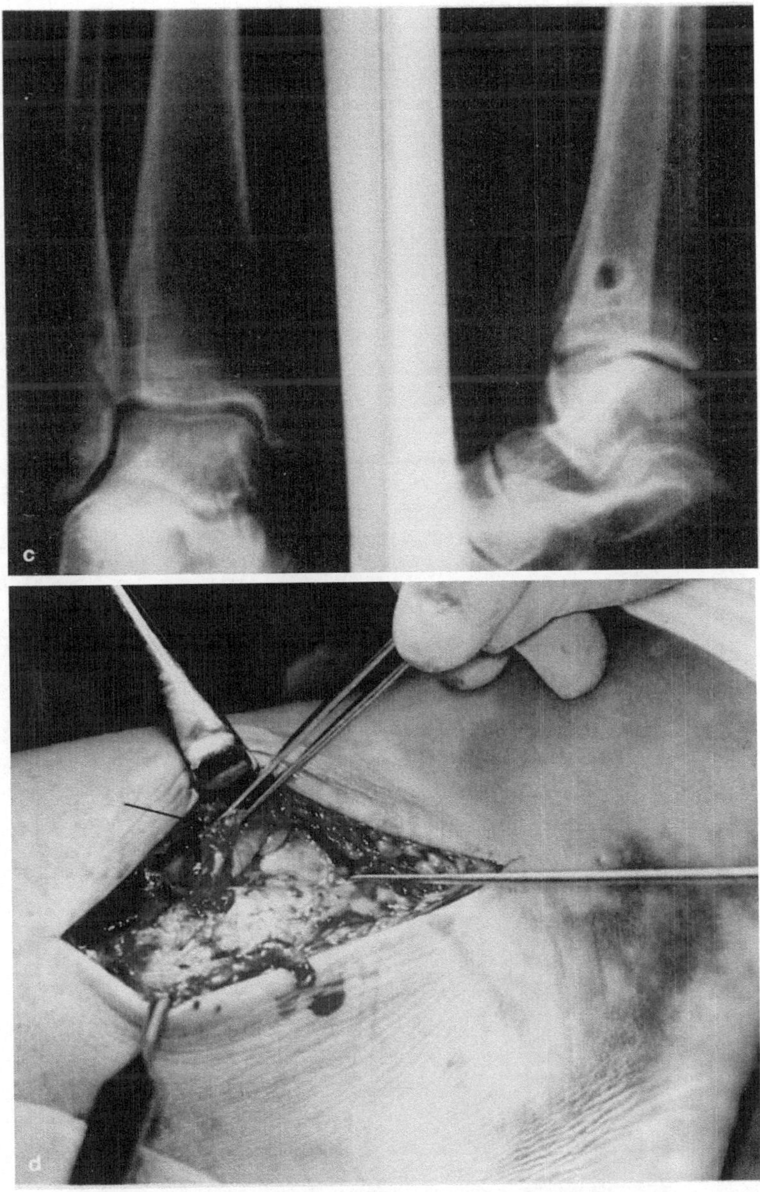

Abb. 28c,d.   **c** Postoperatives Bild nach 10 Wochen. Aufweitung des Schraubenkanals als Gewebeantwort auf die Resorption des Polymers. **d** Fibular gerissene Syndesmose (→) und Kontusion der lateralen Talusschulter

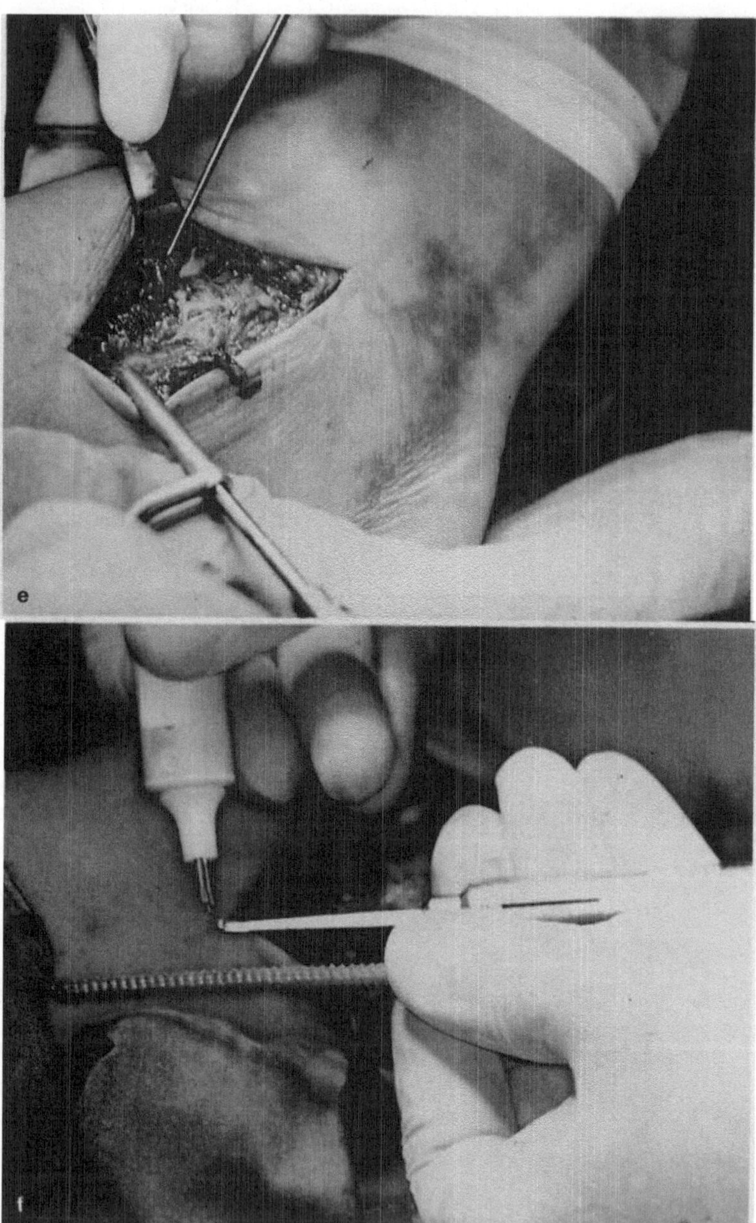

Abb. 28e,f. e Bohrkanal mit 3,2 mm etwa 3 cm oberhalb der Syndesmose. f Gewindeschneiden mit 4,5 mm, Messung der Schraubenlänge und Kürzen der Biofix-Schraube auf die gemessene Länge

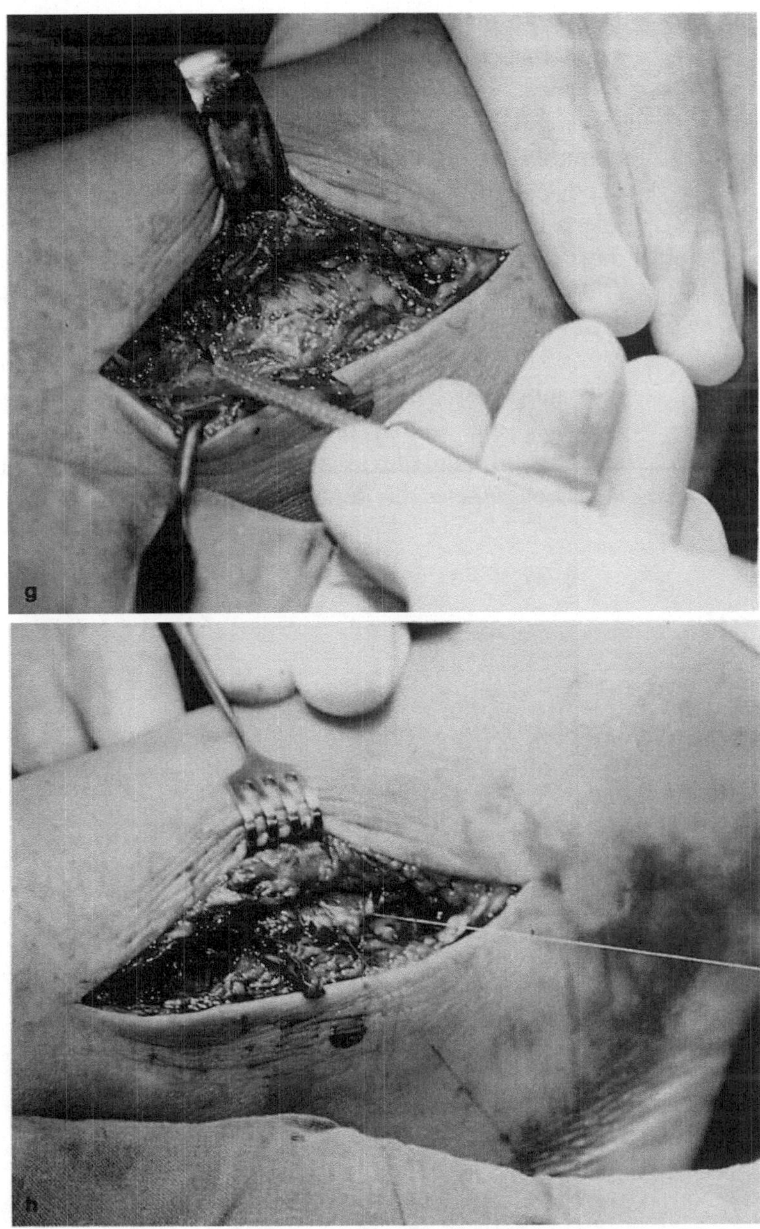

Abb. 28g,h. g Nach Eindrehen der Schraube (→) Abtrennen des Schraubenkopfes. **h** Atrau-
matische Naht der Syndesmose

3.4.3   Osteosynthese des Innenknöchels nach Fraktur oder Osteotomie

Innenknöchelfrakturen mit glatten Fragmenten, die sich gut reponieren lassen, sind ebenfalls Indikationen zur Biofix-Schraubenosteosynthese. Prozesse an der medialen Talusgelenkfläche, wie z.B. eine Osteochondrosis dissecans, lassen sich in den meisten Fällen nur über eine Innenknöchelosteotomie erreichen. Diese erfordert eine Reosteosynthese mit 2 Schrauben oder mit 1 Schraube mit 1 Kirschner-Draht mit notwendiger Zweitoperation zur Metallentfernung. Diese Osteosynthese läßt sich ebenfalls mit einer Biofix-Schraube und einem Stift ausführen. Die Abb. 29 a–i zeigen die Vorgehensweise der Fixation eines osteochondralen Flakes an der medialen Talusschulter und die Reosteosynthese des Innenknöchels mit Biofix.

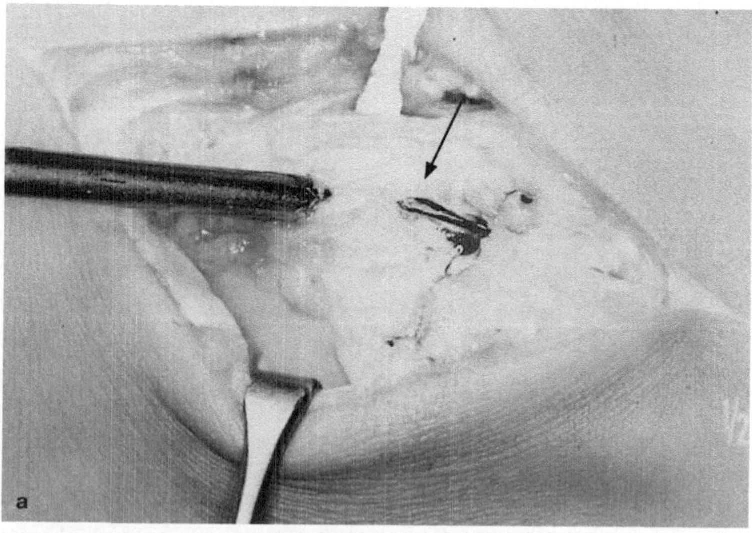

Abb. 29a.   Exponierter linker Innenknöchel (→) und Bohren von Knochenkanälen 3,2 mm für die Schraube und 2,0 mm für den Stift.

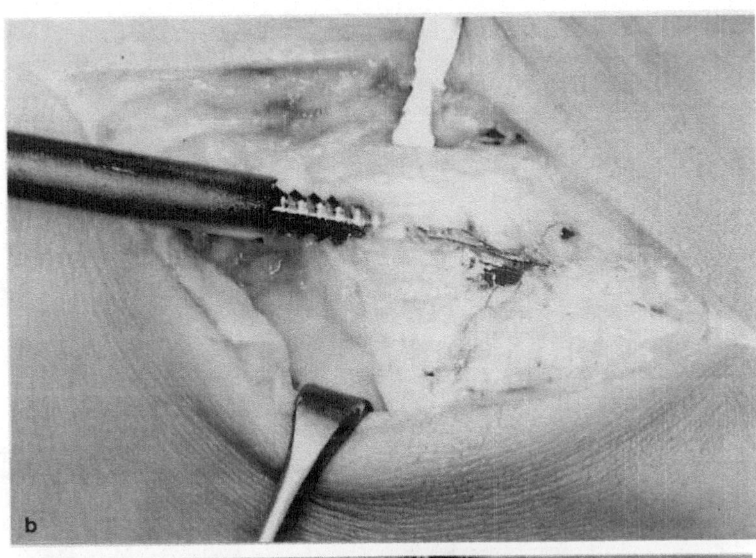

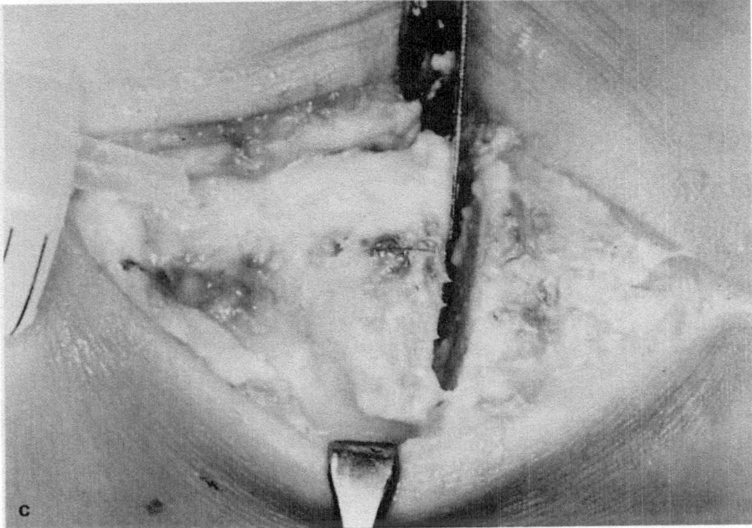

Abb. 29b,c.   **b** Gewindeschneiden des Bohrkanals 3,2 mm. **c** Osteotomie des Innenknöchels mit oszillierender Säge.

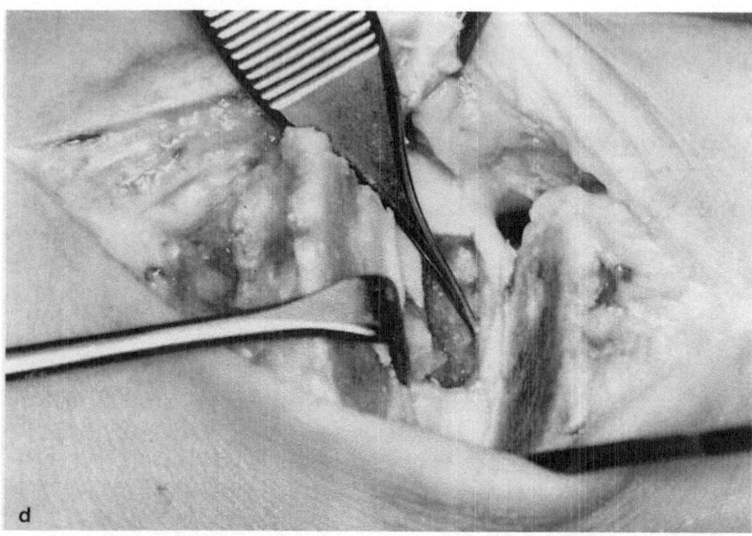

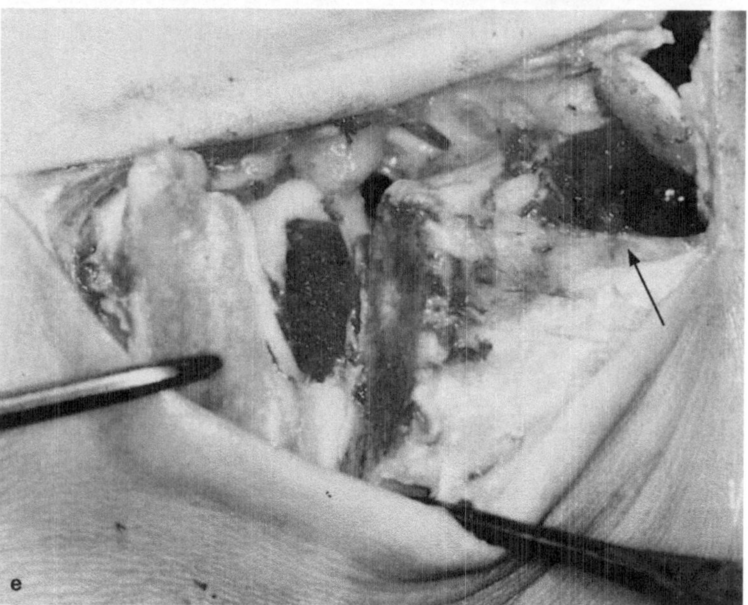

Abb. 29d,e.   **d** Freigelegte Talusfacette nach Entfernen des Knorpels. **e** Auffüllen des Defektes mit autologer Spongiosa aus der Tibiametaphyse ($\rightarrow$).

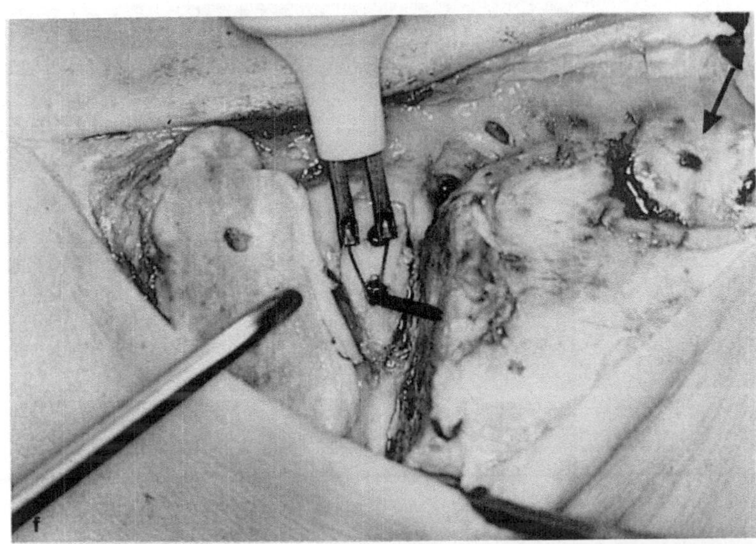

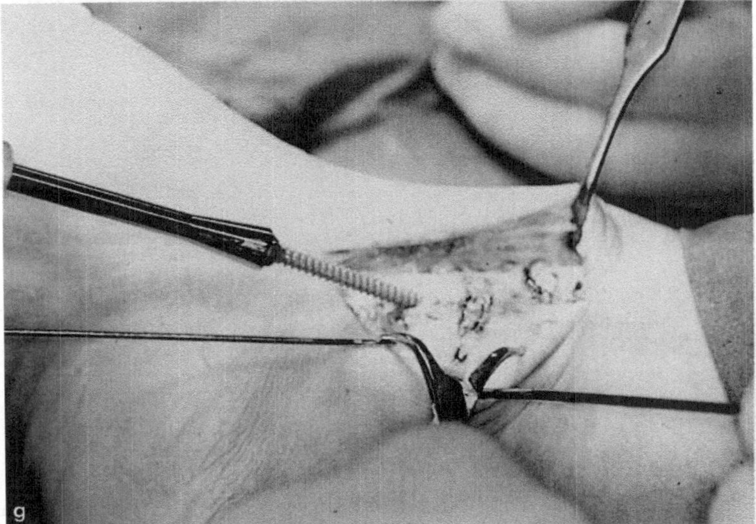

Abb. 29f,g.   **f** Zurückklappen des Knochenfensters an der Tibia und Fixation desselben mit einem (→) Biofix-Stift (∅ 2,0 mm). Reinsertion des Knorpelfensters am Talus mit zwei Biofix-Stiften (∅ 1,1 mm). Thermisches Abtrennen des Überstandes mit einem Einmalkauter. **g** Reposition des Innenknöchels, Eindrehen einer in der Länge passenden Biofix-Schraube. Vorübergehende Rotationssicherung des Innenknöchels durch Kirschner-Draht

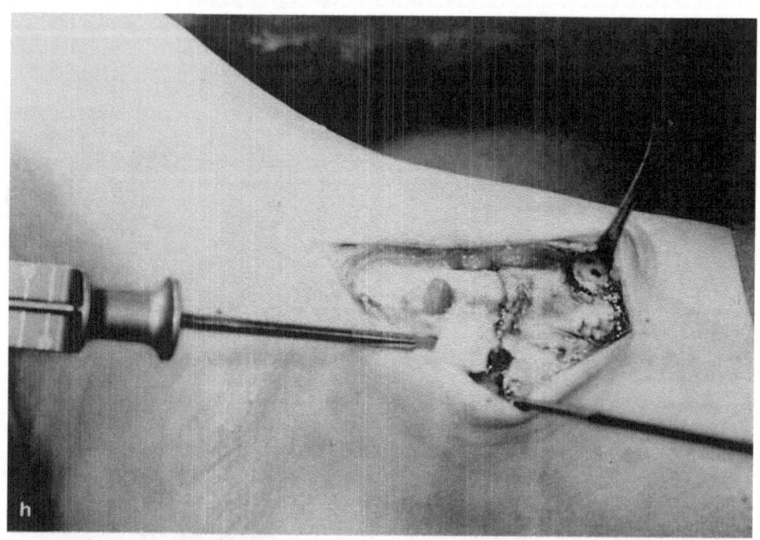

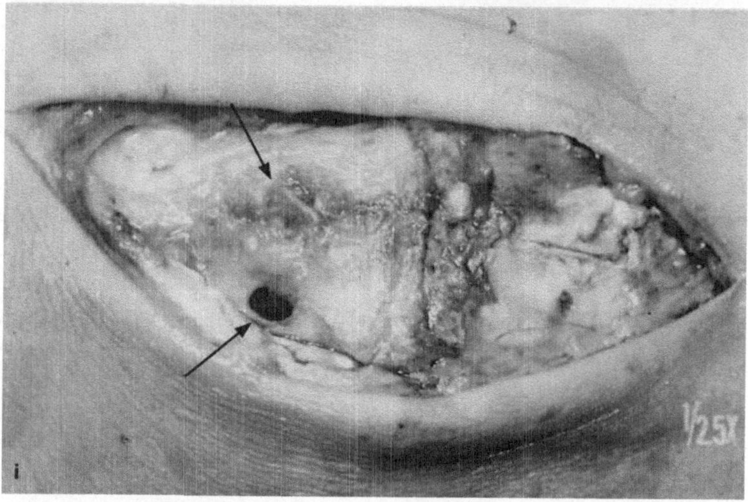

Abb. 29h,i. h Entfernen des Drahtes, Einschlagen des Biofix-Stiftes (Ø 2,0 mm). i Abschluß der Osteosynthese, Überstand der Schraube(→) und des Stiftes (→) thermisch abgetrennt

3.5 Transposition der Tuberositas tibiae und deren Refixation mit Biofix-Schrauben

Bei habitueller Patellaluxation und beim Lateralisationssyndrom ist bei Versagen von Zügelungsoperationen und Eingriffen an der fibrösen Gelenkkapsel der Kniescheibe die Distalisierung und Medialisierung der Tuberositas tibiae angezeigt. Hierbei wird nach Angaben von Elmslie oder Roux/Hauser der gesamte Ansatz der Kniescheibensehne versetzt, und dieser bedarf nach Anlage eines entsprechend ausgemuldeten neuen Knochenbettes einer temporären Refixation (9). Diese kann, da der Eingriff im spongiösen Bereich der Tibia stattfindet, mit 2 Biofix-Schrauben vorgenommen werden. Wichtig ist, daß das neue Knochenbett nach proximal eine Stufe aufweist, gegen die der transplantierte Sehnenansatz abgestützt werden kann. Diese Maßnahme sorgt dafür, daß ein erheblicher Teil der Zugkräfte an dieser Stelle abgefangen werden kann, was wiederum die Osteosynthese gegen Dislokation in der ersten Phase nach der Operation schützt (30 a–e.).

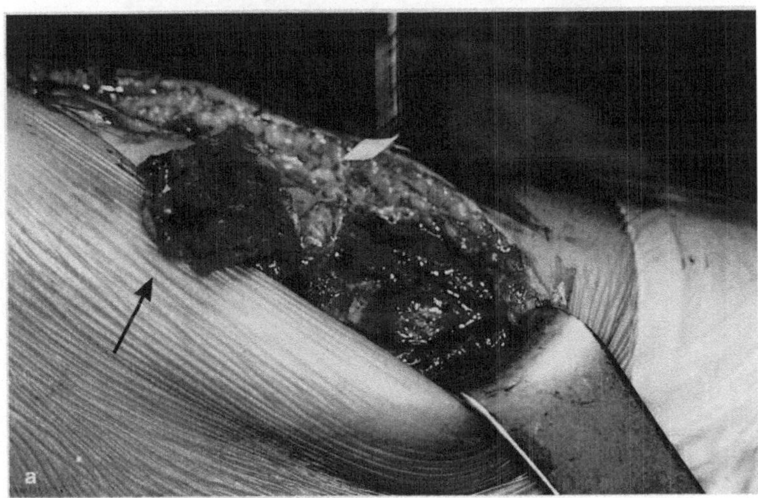

Abb. 30a. Ausmulden des neuen Knochenbettes mit proximaler Abstützung für das den lösgelösten Patellarsehneansatz (→)

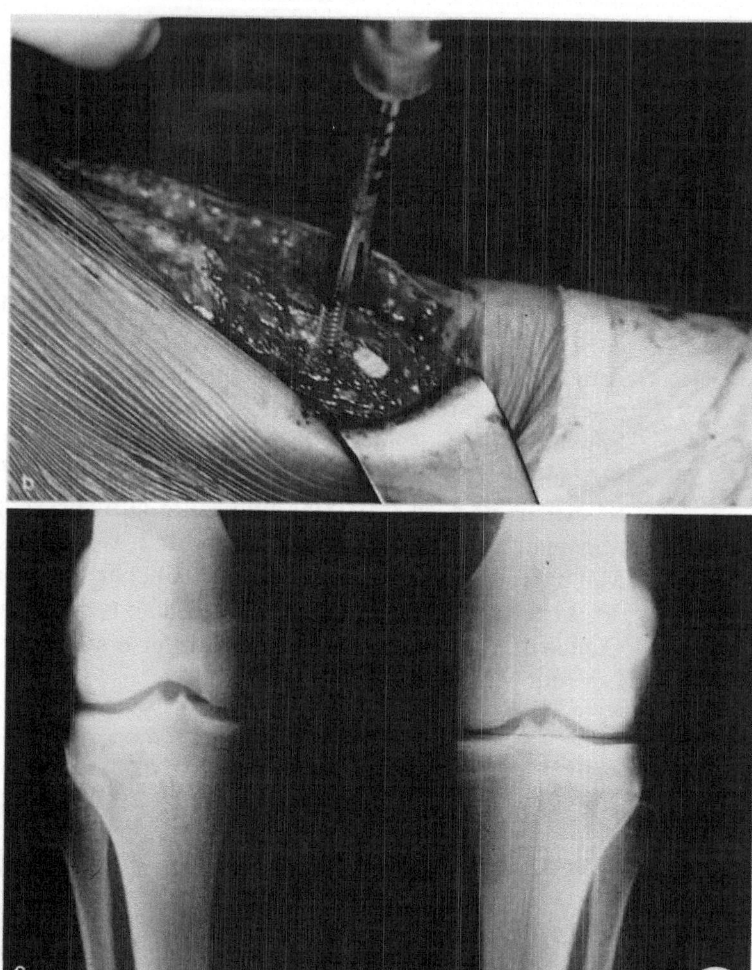

Abb. 30b,c. **b** Einpassen des Transplantats, nach Gewindeschneiden 4,5 mm Eindrehen der Schraube und thermisches Abtrennen des Schraubenkopfes mit Thermocutter. **c** Präoperatives Röntgenbild mit extremer Lateralposition der Patella des linken Knies, Zustand nach rezidivierender Luxation

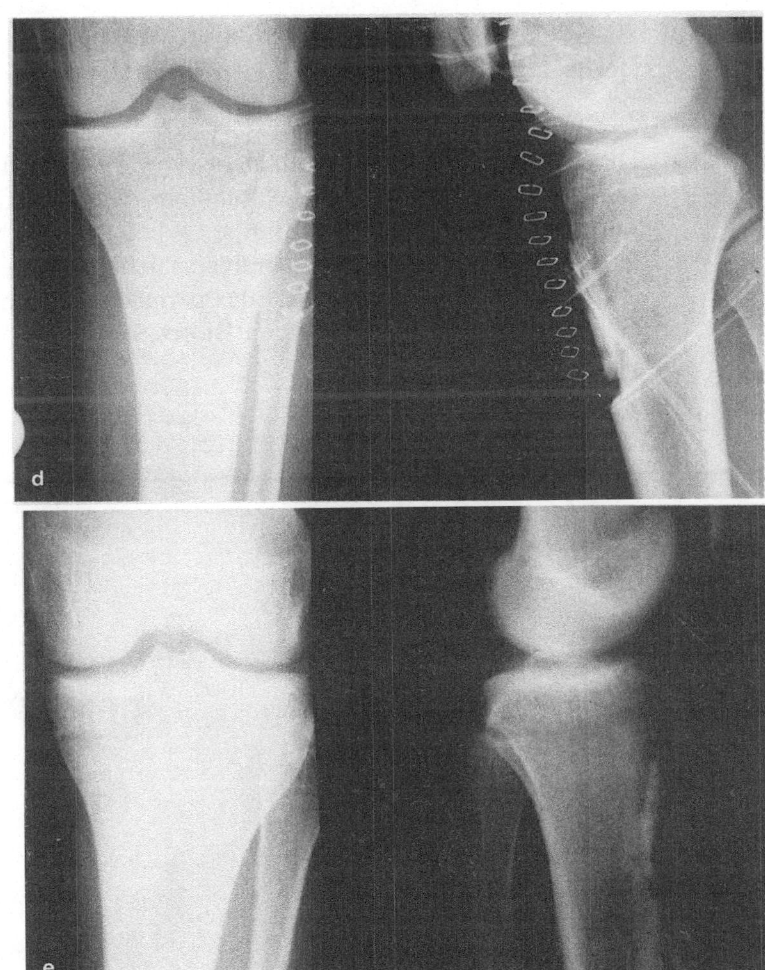

Abb. 30d,e. d Postoperatives Röntgenbild nach Medialisierung und Distalisierung des Patellarsehnenansatzes, Refixation mit zwei Biofix-Schrauben. **e** Postoperative Röntgenkontrolle des Ergebnisses nach 6 Wochen

3.6 Refixation der Chevron-Osteotomie beim Hallux valgus mit Biofix-Stiften

Die Chevron-Osteotomie stellt einer der vielen Varianten in der Hallux-valgus-Chirurgie dar. Wesentliches Merkmal dieses Eingriffs ist die horizontale V-förmige Osteotomie des Metatarsale-I-Köpfchens und dessen Lateralverschiebung. Vorteil der Methode ist die Rotationsstabilität des peripheren Fragmentes mit einem von medial eingebrachten Biofix-Stift (Abb. 31a–f).

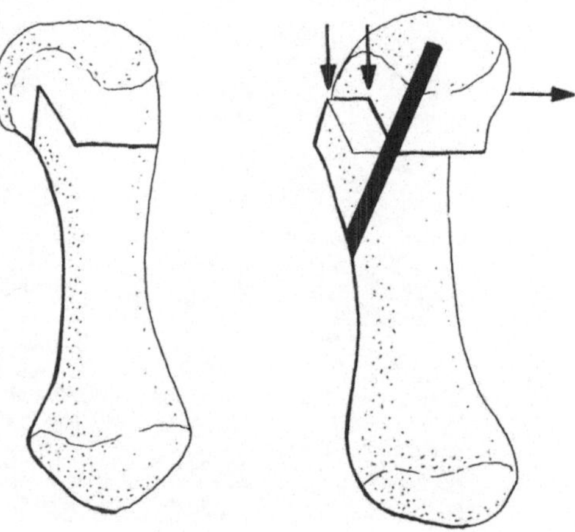
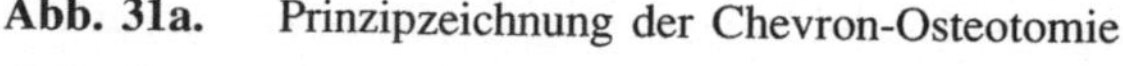
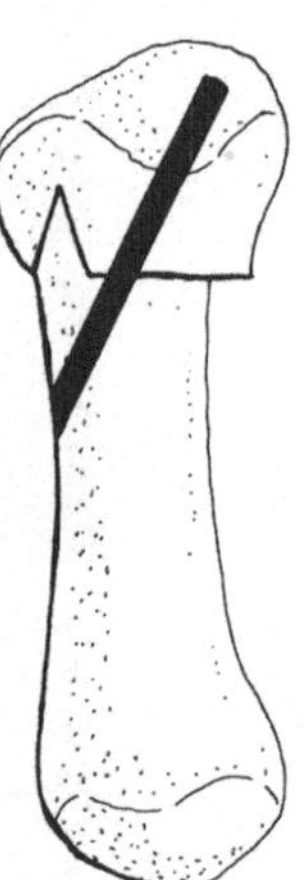

Abb. 31a.   Prinzipzeichnung der Chevron-Osteotomie

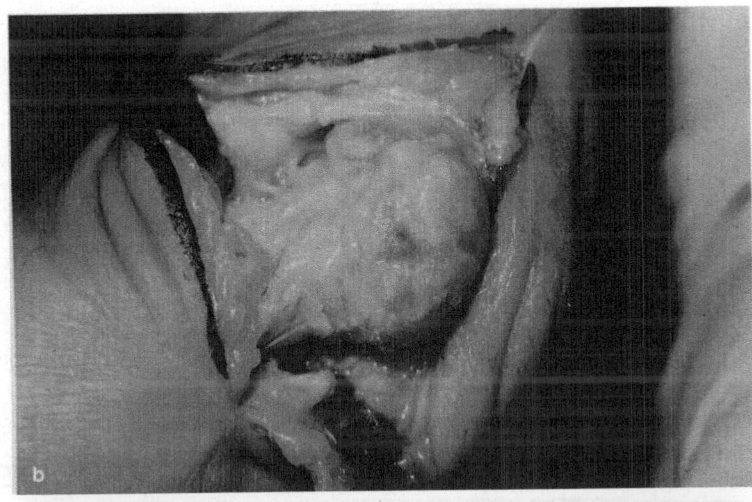

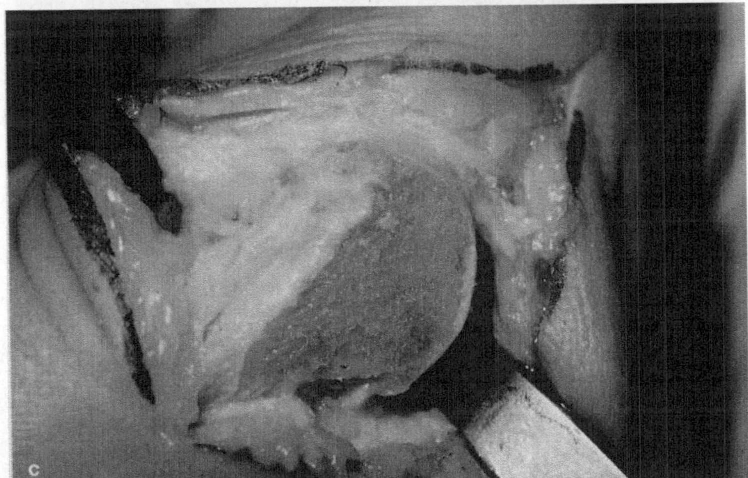

Abb. 31b,c. b Exposition des exostotisch veränderten Metatarsale-I-Köpfchens von medial. c Abtragen der Exostose mit der oszillierenden Säge

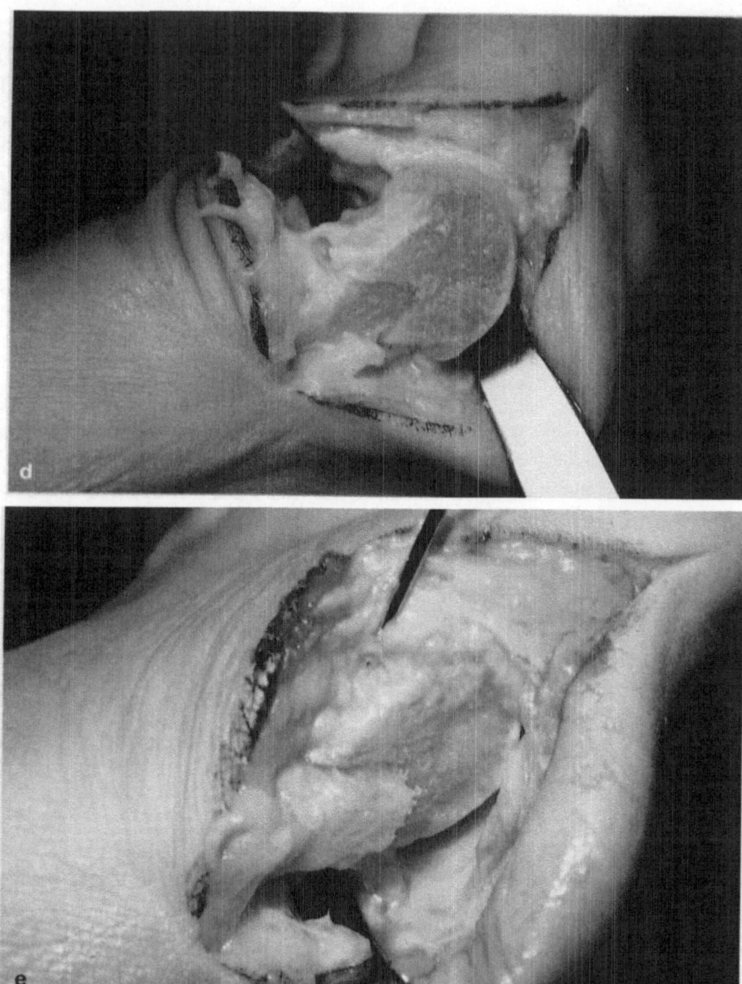

Abb. 31d,e. **d** Horizontale V-förmige Osteostomie (Schwalbenschwanz) des Metataŕsale-I-Köpfchens. **e** Lateralverschiebung des distalen Fragments und temporäre Fixation mit Kirschner-Draht

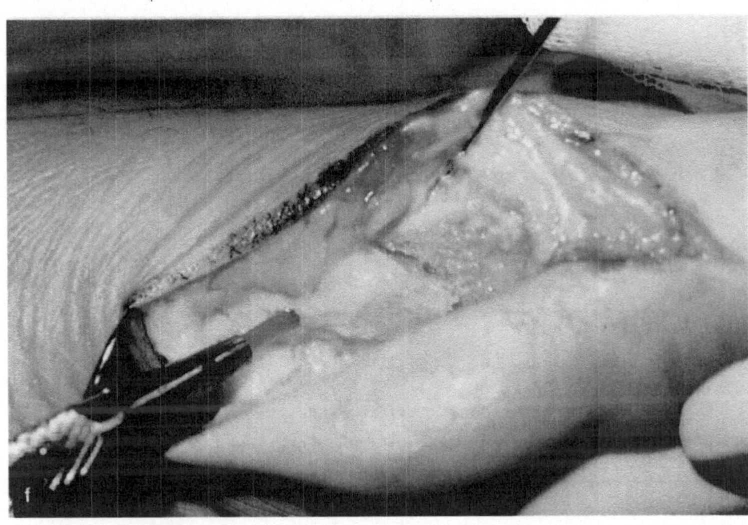

Abb. 31f.   Schräges Einbringen eines Biofix-Stiftes. Der Überstand proximal wird mit der Säge abgetragen.

4 Ergebnisse mit Biofix-Material in der internationalen Literatur und Diskussion

Im Rahmen des vorliegenden Buches wollten wir einen Überblick über den derzeitigen Stand der Entwicklung und der klinischen Verwendung von resorbierbaren Biomaterialien zur Osteosynthese geben. Dabei versuchten wir unsere eigenen Erfahrungen im Zusammenhang mit denen der aktuellen Literatur zu sehen.

Die kritische Durchsicht der klinischen Arbeiten, die in den Jahren 1988 bis heute über resorbierbare Osteosynthesematerialien veröffentlicht wurden, zeigt, daß diese Art der Knochenfixation bisher keine weite Verbreitung gefunden hat. Dabei handelt es sich um Berichte aus wenigen Zentren, die sich mit diesen Fragestellungen beschäftigt haben (14, 22, 41, 47, 69, 73). Bedingt durch Design sowie mangelnde Primär- und Sekundärfestigkeit eignen sich als Implantationsort vorzugsweise Körperregionen, in denen das Material keinen großen Belastungen ausgesetzt ist, d.h. es sind lediglich Adaptationsosteosynthesen möglich. Für die Extremitätenchirurgie bedeutet dies, daß biologisch abbaubare Schrauben und Stifte nur im wenig belasteten, spongiösen Knochen verwendet werden können. Eine relevante interfragmentäre Kompression kann damit nicht erzielt werden. Hauptindikationen waren in unserem Bereich bisher dislozierte Frakturen des OSG, die Anlagerung von corticospongiösen Spänen bei Infekt-Defekt-Pseudarthrosen langer Röhrenknochen und die Refixation von knöchernen Bandausrissen am Knie sowie die Refixation von osteochondralen Flakes.

Böstman et al. berichteten als einzige über eine große Serie mit 600 Patienten, bei denen dislozierte Frakturen des OSG mit resorbierbaren Stiften und Schrauben behandelt wurden (14).

In 91% der Fälle wurde ein komplikationsloser Verlauf verzeichnet. Aber in 6,5% (n=39) trat eine implantatbedingte Fremdkörperreaktion auf, die klinisch wie eine nichtinfizierte Entzündung der Weichteile imponierte (13). Die restlichen Komplikationen, i.e. bakterieller Wundinfekt und Sekundärdislokation der Fragmente, waren denen der metallischen Osteosynthese gleichzusetzen. Bei der Fremdkörperreaktion handelt es sich im allgemeinen um abakterielle Serome, die am häufigsten in der 12. postoperativen Woche im Wundbereich auftreten. Zurückgeführt wird diese inflammatorische Reaktion auf die Präsenz von Makrophagen und Fremdkörperriesenzellen im Implantatbereich, die regelmäßig bei den Resorptionsvorgängen beobachtet wird (13, 57). Die Inzidenz dieser Komplikation wird in ähnlicher Höhe auch von anderen Autoren beschrieben, die allerdings gegenüber den obigen Zahlen wie auch wir in unserem Patientengut nur wenige Fälle operiert haben (39, 46, 63, 73). Im Gegensatz dazu berichtet Dijkema über 43 Patienten mit dislozierter OSG-Fraktur, die mit Biofix-Schrauben versorgt wurden und keine Fremdkörperreaktion zeigten (22). Dieser Umstand wird auf die vorsichtige Behandlung des Materials in situ, i.e kein Absägen des Überstands mit Verstreuen von Material in die Wunde, zurückgeführt. Therapeutisch werden die Serome abpunktiert, in fortgeschrittenen, hartnäckigen Fällen wird ein Wunddebridement empfohlen (14). Letztlich wird die Frakturheilung durch die Fremdkörperreaktion nicht beeinträchtigt.

Ein wesentlicher Nachteil der bioresorbierbaren Osteosynthese von OSG-Frakturen ist, daß eine frühfunktionelle Nachbehandlung ohne Gipsverband nur in wenigen ausgewählten Fällen möglich ist. Aufgrund der Rotation der Fibula bei Dorsal- und Plantarflexion im oberen Sprunggelenk und der Implantation von in der Regel einer Schraube ist die Fraktur bei krankengymnastischer Übungsbehandlung immer dislokationsgefährdet. Zwar konnte Partio in einer prospektiven Studie nachweisen, daß die Immobilisation des Sprunggelenkes von sechs Wochen postoperativ keinen Nachteil darstellt, aber der Gipsverband bedeutet für den Patienten ebenso eine erhebliche Einschränkung wie sie stets notwendige ambulante Thromboseprophylaxe (61).

Die Implantation bioresorbierbarer Schrauben am Außenknöchel erfordert vom Operateur erhöhte Sorgfalt, da aufgrund des Durchmessers, der Geometrie des Implantats und der Implantationstechnik andere Voraussetzungen gegeben sind als bei der metallischen Osteosynthese. Beim Eindrehen besteht aufgrund der geringeren Steifigkeit des bioresorbierbaren Materials immer die Möglichkeit des Implantatbruchs. Je nach Dicke der Fibula sind bioresorbierbare Osteosynthesen mit Schrauben oberhalb der Syndesmose unserer Meinung nach nicht möglich. Aber gerade in diesem Bereich findet sich die Mehrzahl der Frakturen, die zudem gerade hier eine interfragmentäre Kompression erfordern. Daraus folgt, daß man die Indikation in diesen Fällen gesondert überdenken muß. Die Operation eigener Patienten beschränkte sich ausnahmslos auf diejenigen, die eine einfache OSG-Fraktur Typ Weber B, also im distalen, breiteren Teil der Fibula, aufwiesen. Es ist allerdings leicht vorstellbar, daß ein zu breiter Bohrkanal weiter oberhalb zu Schäden führen kann.

Wenn auch im spongiösen Bereich unzweifelhaft mit bioresorbierbaren Schrauben in der Regel eine Knochenheilung errreicht werden kann, bleibt doch unklar, ob die Schraubenkanäle nach Resorption mit vollwertigem Knochen durchsetzt werden. Dies ist beim Menschen verständlicherweise nicht durch Nachoperation zu klären. Während der Frakturspalt nach einem Jahr röntgenologisch nicht mehr sichtbar ist, finden sich häufig noch Defekte mit Resorptionssäumen im Bereich der ehemals implantierten Schrauben. Im Tierexperiment konnten einige Autoren nachweisen, daß es an der Implantatstelle zu einer Knochenneubildung kommt, aber dies ist beim Menschen noch nicht bewiesen (49). So bleibt die Frage offen, ob es am Ort des Einsatzes bioresorbierbarer Schrauben beim Menschen nach Resorption nur zu einem bindegewebigen Ersatz oder zur knöchernen Durchbauung kommt.

Für uns stellt sich derzeit die adäquate Indikation zur Verwendung bioresorbierbarer Schrauben in der Anlagerung cortico-spongiöser Späne bei Infekt-/Defekt-Pseudarthrosen. Hier findet sich eine gewisse Stabilität des anfixierten Knochens, so daß auf das Transplantat nur einen Teil der Belastung übertragen wird. Normalerweise kommt es schnell zu einer Vereinigung des Spans mit dem Transplantatbett, daher bedeutet die rasche Resorption der Schrauben keine Nachteile. Außerdem ist die Verwendung des Materials in der Infektsituation nicht ausgeschlossen. Die Ausheilung der 15 von 16 operierten Pseudarthrosen ist ein eindrücklicher Beweis für die Richtigkeit der obigen Aussagen (32).

Auch wenn uns noch keine Langzeiterfahrungen mit unseren eigenen operierten Patienten vorliegen, möchten wir das derzeitige Fazit zur Verwendung von bioresorbierbaren Schrauben zur Osteosynthese wie folgt formulieren: Die ausreichend hohe Primärfestigkeit des Materials, insbesondere des selbstverstärkten Polyglykolids, läßt einen Einsatz am spongiösen Knochen zu. Leider ergeben sich aufgrund der Belastungsverhältnisse im Bereich der Extremitäten als Indikationsbereiche nur das obere Sprunggelenk und andere Gelenke, bei denen der spongiöse Bereich ausreichend ausgedehnt ist. Unserer Meinung ist die Verwendung der Schrauben am OSG allerdings nur in ausgewählten Fällen vertretbar, wenn Geometrie des frakturierten Knochens und die des Implantats in ausgewogenem Verhältnis zueinander stehen. Die ideale Indikation stellt die Fixation cortico-spongiöser Späne bei Infekt-/Defekt-Pseudarthrosen dar. Zukünftig muß die Forschung das Hauptaugenmerk auf die bisher noch unkontrollierbare und unvorhersehbare Fremdkörperreaktion sowie auf das Resorptionsverhalten nach Implantation richten. Letzlich bleibt festzuhalten, daß der Wunschtraum „resorbierbares Osteosynthesematerial" zwar der Realisierung mit Sicherheit ein großes Stück näher gekommen ist, sich aber gesicherte, allgemeingültige Indikationen zur Zeit noch nicht festlegen lassen. Der Einsatz des Materials ist wegen der Geometrie und des Eindrehverhaltens der Schrauben noch zu sehr von der persönlichen Erfahrung des Operateurs abhängig.

5 Literatur

1. Alexander H, Corcoran S, Parsons JR, Weiss AB (1981) Internal fracture fixation with partially degradable plates. Bioengineering 9th Conference Elmsford, New York, pp 115-118
2. Alexander H, Langrana N, Massengill JB, Weiss AB (1981) Development of new methods for phalangeal fracture fixation. J Biomechanics 14: 377-378
3 Barbosa MA (1991) Corrosion mechanisms of metallic biomaterials. In: Barbosa MA (ed.): Biomaterials Degradation, Elsevier Science Publisher, Amsterdam, pp. 227-257.
4. Barrows TH, Johnson JD, Gibson SJ, Grussing DM (1986) The design and synthesis of bioresorbable polyester-amides. Clin Mater 1: 233-257
5. Becker D (1988) Erhaltungsoperation bei Radiusköpfchenfraktur mittels Pinnung mit dem resorbierbaren Material Biofix. Handchirurgie 20: 157-159
6. Becker HP, Gerngroß H: Fixation of cortico-cancellous bone grafts with SR-PGA screws. In: Törmälä P (ed) Self-reinforced biodegradable polymeric composites in surgery. CRC press, Boca Raton (in press)
7. Becker HP, Steinmann R, Evers B, Gerngroß H: Osteosynthesen mit resorbierbaren Materialien in der Extremitätenchirurgie – Spannungsfeld zwischen Wunschtraum und gesicherter Indikation. Wehrmed Mschr (im Druck)
8. Bischoff CA, Walden P(1893) In: Liebigs Annalen der Chemie 1979: 46-48 zitiert bei Higgins NA (1954) U.S. Patent, 2 676 945
9. Blauth, W, Schuchardt E (eds) (1986) Orthopädisch-chirurgische Operationen am Knie. Thieme, Stuttgart New York
10. Böhringer Ingelheim KG (1986) Basisdaten und Eigenschaften resorbierbarer Polyester.
11. Böstman O, Vainionpää S, Hirvensalo E et al. (1987) Biodegradable internal fixation for malleollar fractures. J Bone Joint Surg [Br] 69: 615-619
12. Böstman O, Hirvensalo E, Mäkinen J, Rokkanen P (1990) Foreign-body reactions to fracture fixation implants of biodegradable synthetic polymers. J Bone Joint Surg [Br] 72: 592-596
13. Böstman O (1991) Osteolytic changes accompanying degradation of absorbable fracture implants. J Bone Joint Surg [Br] 73: 679-682

14. Böstman O, Hirvensalo E, Partio E, Törmälä P, Rokkanen P (1992) Resorbierbare Stäbchen und Schrauben aus Polyglykolid bei der Stabilisierung von Malleolarfrakturen. Unfallchirurg 95: 109-112
15. Carothers W (1932) zitiert bei Higgins NA (1954) U.S. Patent, 2 676 945
16. Christel P, Chabot F, Leray JC, Morin C, Vert M (1982) Biodegradable composites for internal fixation. In: Winter GD, Gibbon DF, Plenk H (eds) Biomaterials 1980. Wiley, New York, p 271
17. Claes L, Burri C, Kiefer H, Mutschler W (1986) Resorbable pins for the refixation of osteochondral fragments. In: Christel P, Meunier A, Lee ACJ (eds) Biodegradable and biomechanical performance of biomaterials. Elsevier Science Publisher, Amsterdam, pp 257-262.
18. Claes L, Burri C, Kiefer H, Mutschler W (1986) Resorbierbare Implantate zur Refixierung von osteochondralen Fragmenten in Gelenkflächen. Akt Traumatol 16: 74-77
19. Cutright DE, Hunsuck EE, Beasley JD (1971) Fracture reduction using a biodegradable material, polylactic acid. J Oral Surg 29: 393-397
20. Cutright DE, Hunsuck EE (1972) The repair of the orbital floor using biodegradable polylactic acid. Oral Surg 33: 28-34
21. Cutright DE, Perez B, Beasley JD Larson WJ, Posey WR (1974) Degradation rates of polymers and copolymers of polylactic and polyglycolic acids. Oral Surg 37: 142-147
22. Dijkema ARA, Van Der Elst M, Breederfeld RS, Verspui G, Patka P, Haarman HJTM (1993) Surgical treatment of fracture dislocations of the ankle joint with biodegradable implants: a randomized study. J Trauma 34: 82-84
23. Dociu N, Hein P (1981) PDS, ein neues chirurgisches Nahtmaterial. Ethicon OP-Forum 108: 4
24. Eitenmüller J, Gerlach KL, Schmickal T, Muhr G (1987) Semirigide Plattenosteosynthesen unter Verwendung absorbierbarer Polymere als temporäre Implantate. I. Einführung, chemische Zusammensetzung und materialkundliche Untersuchungen. Chirurg 58: 759-763
25. Eitenmüller J, Gerlach KL, Schmickal T, Muhr G (1987) Semirigide Plattenosteosynthesen unter Verwendung absorbierbarer Polymere als temporäre Implantate. II. Tierexperimentelle Untersuchungen. Chirurg 58: 831-839
26. Eitenmüller J, Gerlach KL, Schmickal T, Krause G (1987) Erste tierexperimentelle Erfahrungen bei der Verwendung von Platten und Schrauben aus vollständig resorbierbarem Polylactid zur Stabilisierung des osteotomierten Radius am Beagle. Hefte Unfallheilk 181: 303-308
27. Eitenmüller J, Entenmann H, Muhr G (1988) Treatment of ankle fractures with complete biodegradable plates and screws of molecular weight polylactide. Transactions 3rd World Biomaterials Congress, Kyoto, p 195.
28. Frazza EJ, Schmitt EE (1971) A new absorbable suture. J Biomed Mater Res Symp 1: 43-58

29. Friden T, Rydholm U (1992) Severe aseptic synovitis of the knee after biodegradable internal fixation. A case report. Acta Orthop Scand 63: 94-97.

30. Galante JO, Lemons J, Spector M, Wilson PD jr, Wright TM (1991) The biologic effect of implant materials. J Orthop Res 9: 760-775

31. Gerlach KL (1986) Tierexperimentelle Untersuchungen zur Anwendung biologisch abbaubarer Polymere in der Mund-Kiefer-Gesichtschirurgie. Habil Schrift, Universität Köln

32. Gerngroß H, Becker HP (1993) Bioresorbierbare Schrauben: Möglichkeiten und Grenzen bioresorbierbarer Osteosynthesen. In: Gahr R.H. (Hrsg.): Entwicklungen in der Unfallchirurgie. Rückblick - Ausblick. Springer, Berlin Heidelberg NewYork

33. Getter L, Cutright DE, Baskar SN, Augsburg JK (1972) Biodegradable intraosseus appliance in the treatment of mandibular fractures. J Oral Surg 30: 344-348

34. Gilding DK, Reed AM (1979) Biodegradable polymers for use in surgery - polyglycolic/ poly(lacticacid) homo- and copolymers. Polymer 20: 1459-1464

35. Glatzmaier J (1989) Vergleichende Untersuchungen verschiedener resorbierbarer Implantatmaterialien. Med. Dissertation, Universität Ulm

36. Greve H, Holste J (1986) Refixation osteochondraler Fragmente durch resorbierbare Kunststoffstifte. Akt Traumatol 15: 145-149

37. Higgins NA (1954) Condensation polymers of hydroxyacetic acid. U.S. Patent, 2 676 945

38. Hoffmann R, Krettek C, Haas N, Tscherne H (1989) Die distale Radiusfraktur. Frakturstabilisierung mit biodegradäblen Osteosynthesestiften (Biofix). Unfallchirurg 92: 430-434

39. Hoffmann R, Krettek C, Hetkämper A, Haas N, Tscherne H (1992) Osteosynthese distaler Radiusfrakturen mit biodegradablen Frakturstiften – Zweijahresergebnisse. Unfallchirurg 95: 99-105

40. Hollinger JO (1983) Preliminary report on the osteogenic potential of a biodegradable polymer of polylactid (PLA) and polyglykolide (PGA) J Biomed Mater Res 17: 71-82

41. Hope PG, Williamson DM, Coates CJ, Cole WG (1991) Biodegradable pin fixation of elbow fractures in children. J Bone Joint Surg [Br] 73: 965-968

42. Jahn R, Diederichs D, Friedrich B (1989) Resorbierbare Implantate und ihre Anwendung am Beispiel der Radisuköpfchenfraktur. Aktuel Traumatol 19: 281-286

43. Kelley BS, Dunn RL, Jackson TE, Potter AG, Ellis DN (1988) Transactions of 3rd World Biomaterials Congress, Kyoto, p 471

44. Kronenthal RL (1975) Biodgradable polymers in medicine and surgery. Polym Sci Technol 8: 119-137

45. Kulkarni RK, Moore EG, Hegyeli HF, Leonard F (1971) Biodegradable poly(lactic acid) polymers. J Biomed Mater Res 5: 169-181

46. Leixnering M, Hintringer W, Poigenfürst J (1989) Operationstechnik und Ergebnisse bei der Stabilisierung von Knöchelfrakturen mit dem resorbierbaren Material Biofic C. Hefte Unfallheilk 207: 329-333

47. Leixnering M, Moser KL, Poigenfürst J (1989) Die Verwendung von Biofix C zur Stabilisierung von Innenknöchelfrakturen. Akt Traumatol 19: 113-115

48. Lowe CE (1954) Preparation of high molecular weight polyhydroxy-acetic ester. U.S. Patent, 2 668 162

49. Majola A, Vainionpää S, Vihtonen K, Matti M, Vasenius J, Törmälä P, Rokkanen P (1991) Absorption, biocompatibility, and fixation properties of polylactic acid in bone tissue: an experimental study in rats. Clin Orthop 268: 260-269

50. Mäkelä EA, Bötman O, Kekomäki M, Södergärd J, Vainio V, Törmälä P, Rokkanen P (1992) Biodegradable fixation of distal humeral physeal fractures. Clin Orthop 283: 237-243

51. Matlaga BF, Salthouse TN (1983) Ultrastructural observations of cells at the interface of a biodegradable polymer: polyglactin 910. J Biomed Mater Res 17: 185-197

52. Miller RA, Brady JM, Cutright DE (1977) Degradation rate of oral resorbable implants (polylactates and polyglycolates): Rate modification with changes in PGASS/PLA copolpolymer ratios. J Biomed Mater Res 11: 711-719

53. Moiseev YV, Daurova TT, Voronkava O (1979) The specifity of polymer degradation in the living body. J Polym Sci 66: 269-276

54. Müller ME, Allgöwer M, Schneider R, Willenegger H (Hrsg) (1991) Manual of internal fixation: techniques recommended by the AO-ASIF Group. Springer, Berlin Heidelberg NewYork Tokyo

55. Nelson JF, Stanford HG, Cutright DE (1977) Evaluation and comparisons of biodegradable substances as osteogenic agents. Oral Surg 43: 836-843

56. Nockemann PF (1992) Die chirurgische Naht. 4. Aufl. Thieme, Stuttgart New York

57. Päivärinta U, Böstman O, Majola A, Toivonen T, Törmälä P, Rokkanen P (1993) Intraosseous cellular response to biodegradable fracture fixation screws made of polyglycolide or polylactide. Arch Orthop Trauma Surg 112: 71-74

58. Parsons JR, Alexander H, Corcoran SF, Weiss AB (1979) Development of variable stiffness, absorbable bone plate. 25th Annual ORS, San Francisco USA, p 168

59. Parsons JR (1985) Resorbable materials and composites; new concepts in orthopedic biomaterials. Orthopedics 8: 908-915

60. Partio EK, Hirvensalo E, Partio E et al (1992) Talocrural arthrodesis with absorbable screws. Acta Orthop Scand 63: 170-172

61. Partio, E Die Frühmobilisierung im Vergleich zur Immobilisierung bei mit absorbierbaren Schrauben versorgten Malleolarfrakturen. Unfallchirurg (im Druck)

62. Pihlajamäki H, Böstman O, Hirvensalo E, Törmälä P, Rokkanen P (1992) Absorbable pins of self-reinforced poly-l-lactic acid for fixation of fractures and osteotomies. J Bone Joint Surg [Br] 74: 853-857

63. Poigenfürst J, Leixnering M, Ben Mokhtar M (1990) Lokalkomplikationen nach Implantationen von Biorod. Akt Traumatol 20: 157-159

64. Reed AM, Gilding DK (1981) Biodegradable polymers for use in surgery - poly(glycloic acid)/poly(lactic acid) homo and copolymers: 2. In vitro degradation. Polymer 22: 494-498

65. Rodegra H (1982) Zur Geschichte der Wundversorgung. Arzt Krankenhaus 4: 152-158

66. Rokkanen P, Böstman O, Vainionpää S et al. (1985) Biodegradable implants in fracture fixation: early results in treatment of fractures of the ankle. Lancet: 1422-1424

67. Rosson J, Egan J, Shearer, J, Monro, P (1991) Bone weakness after the removal of plates and screws. Cortical atrophy or screw holes? J Bone Joint Surg [Br] 73: 283-286

68. Rosson J, Petley GW, Shearer JR: (1991) Bone structure after removal of internal fixation plates. J Bone Joint Surg [Br] 73: 65-67

69. Ruf W, Schult W, Buhl K (1990) Die Stabilisierung von Malleolarfrakturen und Flakeverletzungen mit resorbierbaren Polyglykolid-Stiften-Biofix. Unfallchirurg 16: 202-209

70. Salthouse TN, Matlaga BJ, OLeary RK (1986) Microspectrophotometry of macrophage lysosomal enzyme activity. Clin Mater 1: 233-257

71. Schmitt EE, Polistina RA (1969) Polyglycolic acid prosthetic devices. U.S. Patent 3 463 158

72. Schneider AK (1955) Polymers of high melting lactide. U.S. Patent 2 703 316

73. Steinmann R, Gerngroß H, Hartel W (1990) Die Verwendung bioresorbierbarer Implantate (Biofix) in der Chirurgie. Akt Traumatol 20: 102-107

74. Thiede A, Jostarndt L, Lünstedt B, Sonntag HG (1980) Kontrollierte, experimentelle histologische und mikrobiologische Untersuchungen zur Hemmwirkung von Polyglykolsäurefäden bei Infektionen. Chirurg 51: 35-38

75. Törmälä P, Vainionpää S, Kilpikari J, Rokkanen P (1987) The effects of fiber reinforcement and gold plating on the flexural and tensile strength of PGA/PLA cpopolymer materials in vitro. Biomaterials 8: 42-45

76. Törmälä P, Vasenius J, Vainionpää S, Laiho J, Pohjonen T, Rokkanen P (1991) Ultra-high-strength absorbable self-reinforced polyglycolide (SR-PGA) composite rods for internal fixation of bone fractures: In vitro and in vivo study. J Biomed Mater Res 25: 1-25

77. Törmälä P (1992) Biodegradable self-reinforced composite materials; manufacturing structure and mechanical properties. Clin Mater 10: 29-34

78. Törmälä P, Pohjonen T, Helevirta P et al. (1992) Manufacturing, structure and properties of ultra-high strength biodegradable polymeric composites. In: Migilaresi C, Kardos JL (eds): Biomedical applications of composites, CRC Press, Boca Raton

79. Tunc DL, Lehmann WB, Stornwater A, Kummer F (1985) Evaluation of high molecular weight polylactide osteosynthesis device. Transactions 11th Ann Meeting of the Society of Biomaterials VIII, p 8
80. Uthoff HK (1980) Current concepts of internal fixation of fractures. Springer, Berlin Heidelberg NewYork
81. Vainionpää S (1986) Biodegradation of polyglycolic acid in bone tissue: an experimental study on rabbits. Arch Orthop Trauma Surg 104: 333-338
82. Vainionpää S, Vihtonen K, Mero M, et al. (1986) Fixation of experimental osteotomies of the distal femur of rabbits with biodegradable material. Arch Orthop Trauma Surg 106: 1-4
83. Vainionpää S, Kilpikari J, Laiho J, Helevirta P, Rokkanen P, Törmälä P (1987) Strength and strength retention in vitro, of absorbable, selfreinforced polyglycolide (PGA) rods for fracture fixation. Biomaterials 8: 46-48
84. Vainionpää S, Rokkanen P, Törmälä P (1989) Surgical applications of biodegradable polymers in human tissues. Progr Polym Sci 14: 679-716
85. van Randenborgh J (1983) Biodegenerable Implantate am Knochen. Med. Dissertation, Universität Würzburg
86. Vasenius J, Vainionpää, Vihtonen K, Mero M, Mäkelä A, Törmälä P, Rokkanen P (1990) A histomorphological study on self-reinforced polyglycolide (SR-PGA) osteosynthesis implants coated with slowly absorbable polymers. J Biomed Mater Res 24: 1615-1635
87. Vert M, Chabot F, Leray J, Christel P (1981) Stereo-regular bioabsorbable polyester for orthopedic surgery. Makromol Chem Suppl 5: 30-41
88. Vert M, Christel P, Chabot F, Leray J (1984) Bioresorbable plastic material for bone surgery. In: Hastings D, Ducheyne P (eds.) Macromolecular biomaterials. CRC Press, Boca Raton, p 119
89. Williams DF, Mort E (1977) Enzyme accelerated hydrolysis of polyglycolic acid. J Bioengin 1: 231-238
90. Williams DF (1979) Some observations on the role of cellular enzymes in the in-vivo degradation of polymers. Spech Tech Publ 684: 61-75
91. Williams DF (1982) Review. Biodegradation of surgical polymers. J Mater Sci 17: 1233-1246

M. E. Müller, M. Allgöwer, R. Schneider, H. Willenegger

Manual der Osteosynthese

AO-Technik

Mit einem Beitrag über Biomechanik von S. M. Perren

Redaktion: M. Allgöwer

3., erw. u. völlig überarb. Aufl. 1992. XXX, 751 S. 500 meist farb. Abb.
Geb. **DM 348,–**; öS 2714.40; sFr 342.00 ISBN 3-540-53819-4

Das **Manual der Osteosynthese** ist das Standardwerk für jeden orthopädischen Chirurgen, der sich mit Osteosynthesen beschäftigt. Die vorliegende 3. Auflage wurde völlig überarbeitet und erweitert.

Neu in der 3. Auflage:

- Aktueller Stand der Kenntnisse in der Biomechanik und Knochenheilung;
- Klassifikation der Frakturen *und* der Weichteilverletzungen;
- Überblick über die derzeitige Indikation und Anwendung von Platten und Schrauben, insbesondere der neuen LC–DEP;
- Die modernen Marknagelungstechniken, mit und ohne Aufbohrung bzw. Verriegelung;
- Der modulare Fixateur externe mit modifizierten Backen, die eine noch größere Vielfalt der Montage ermöglichen und neuen Schanz'schen Schrauben zur radialen Vorspannung;
- Präoperative Planung, einschließlich Auswahl des günstigsten Operationszeitpunktes mit kurzem Überblick über die Vorteile der Sofortversorgung, insbesondere der polytraumatisierten Patienten;
- Nachbehandlung;
- Indikationen und Techniken zur Osteosynthese im Kindesalter;
- Vollständige Überarbeitung von Text und Abbildungen in allen Kapiteln.

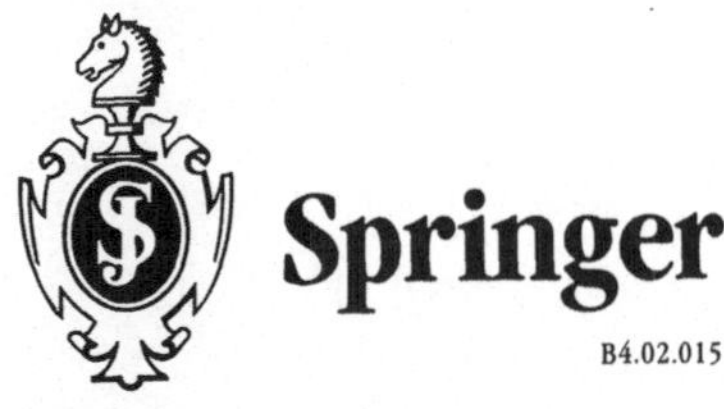

U. Heim, K. M. Pfeiffer

Periphere Osteosynthesen

unter Verwendung des
Kleinfragment-Instrumentariums der AO

In Zusammenarbeit mit J. Brennwald, C. Geel, R. P. Jakob, P. Regazzoni,
T. Rüedi, B. Simmen, H.-U. Stäubli

Zeichnungen von K. Oberli

4., neu bearb. u. erw. Aufl. 1991. XII, 424 S. 262 Abb. in über 869
Einzeldarst. 2 Tab. Geb. **DM 298,–**; öS 2324.40; sFr 293.00
ISBN 3-540-53495-4

Die 4. Auflage des „Kleinfragment-Instrumentariums" unterscheidet sich
von den vorhergehenden durch die Darstellung der neuen Implantate
und Techniken im allgemeinen Teil (LC–DCP und dazugehörige Instru-
mente) sowie durch technische Ergänzungen zu den in den letzten Jahren
neu eingeführten Instrumenten. Sämtliche Kapitel sind überarbeitet.
Im speziellen Teil sind Ergänzungen zu den Kapiteln Schultergürtel, Ell-
bogen, Karpus, Tibiaschaft und Vorfuß eingefügt, z.T. mit neuen, demon-
strativen klinisch-radiologischen Beispielen. Völlig neu bearbeitet ist das
Kapitel über die Kalkaneusosteosynthesen mit dazugehörigen klinischen
Beispielen.

Die stabile Osteosynthese ist als Behandlungsmethode der Knochen-
frakturen unbestritten. Die Arbeitsgemeinschaft für Osteosynthesefragen
(AO) hat diese Behandlungsart bekannt gemacht.

Dr. Heim, einer der beiden Autoren, ist der derzeitige Präsident
der AO International.

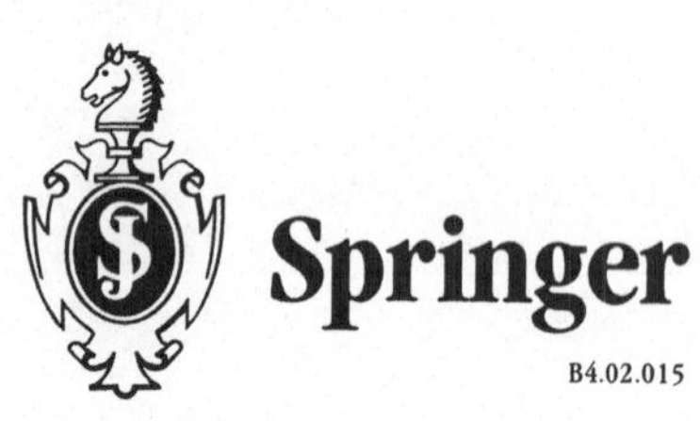